대한민국
최고의 명의가
들려주는

심장

SNUH
서울대학교병원
Health+6

대한민국 최고의 명의가 들려주는

심장

초판 1쇄 발행 2013년 10월 15일
초판 4쇄 발행 2022년 7월 10일

지은이 구본권

펴낸곳 서울대학교출판문화원
주소 (08826) 서울 관악구 관악로 1
도서주문 02-889-4424, 02-880-7995
홈페이지 www.snupress.com
페이스북 @snupress1947
인스타그램 @snupress
이메일 snubook@snu.ac.kr
출판등록 제15-3호

ISBN 978-89-521-1504-1 04510
978-89-521-1498-3 (세트)

SNUH
서울대학교병원
Health+6

대한민국
최고의 명의가
들려주는

심장

구본권 서울대학교병원 내과 교수

서울대학교출판문화원

발 간 사

첨단 지식정보화 사회에 들어 눈부신 의학발전에도 불구하고 여전히 병마와 싸우는 수많은 환자들이 있기에 우리는 한시라도 마음이 편할 수가 없습니다.

금번 서울대학교병원 Health⁺ 시리즈는 정보의 홍수시대에 근거가 빈약한 의학정보가 무분별하게 난무하는 상황에서 의학적 근거와 기준을 제시하며 표준화된 건강정보를 제공하고자 총 7권으로 발간되었습니다.

특히, 이 책은 대한민국 암 발생률 1위인 위암을 시작으로 유방암, 간암, 췌장암 등 다양한 암 질환과 각종 질병까지 의료진이 오랜 기간에 걸쳐 축적해 온 경험과 의학지식을 알기 쉽게 풀어가고 있습니다. 또한 각 질환별로 증상, 진단, 치료, 재활, 건강관리 등 환자들이 궁금해 하는 점을 중심으로 일반인들도 이해하기 쉽게 구성되어 있습니다.

무엇보다 본 시리즈를 통해 서울대학교병원 최고 명의들이 건강과 질병에 대한 전문적 지식을 국민들과 함께 공유함으로써, 국가중앙병원으로서 국민건강관리의 올바른 방향을 제시하고 평생건강을 계획하고 관리하게 된 것은 정말 소중한 일이 아닐 수 없습니다.

이 책의 발간에 수고를 아끼지 않은 원고 집필 교수진과 서울대학교출판문화원 편집진에게 감사를 드리며, 이번 Health+ 시리즈 발간이 우리 모두의 건강한 미래를 밝히는 소중한 길잡이로서 국민 모두가 더욱 건강하고 행복한 삶을 영위해 나가는 뜻깊은 계기가 되기를 기대합니다.

2013년 8월 25일

서울대학교병원장 오 병 희

심장 및 혈관 질환은 서구에서는 오래전부터 사망 원인 1위를 차지하고 있으며, 국내에서도 생활양식의 변화로 급격히 증가하고 있습니다. 따라서 심장 혈관 질환에 대한 관심이 그 어느 때보다 많아지고 있지만, 이 질환에 대해 잘 알지 못해 적절한 치료를 받지 못하거나, 병 자체는 심하지 않은데 지나친 걱정 때문에 삶의 질이 낮아지고 불필요한 검사로 오히려 건강이 악화되는 안타까운 분들을 진료현장에서 많이 보아왔습니다. 또한 심장 혈관 질환의 원인이 되는 고혈압이나 고지혈증으로 진단 받더라도 "약을 먹기 시작하면 평생 먹어야 한다"거나 "약을 먹는 것은 건강에 좋지 않다"는 등의 잘못된 생각으로 치료를 받지 않아 심근경색증이나 뇌졸중과 같은 심각한 합병증이 발생한 후에 후회하게 되는 경우도 있습니다. 따라서 다양한 심장 혈관 질환에 대한 기본 지식을 바탕으로 본인의 상태를 잘 이해하는 것이 적절한 관리나 치료의 선행조건이지만 일반인이 이런 정보를 제대로 습득하기가 쉽지 않습니다.

이 책은 건강한 사람들부터 심장 혈관 질환으로 치료 받고 있는 사람들까지를 대상으로 심장 혈관 질환을 어떻게 이해하고, 이 질환들을 어떻게 예방하고 치료해야 하는지를 다루고 있습니다. 이 작은 책이 여러분들의 심장과 혈관이 더 튼튼해지고 건강한 삶을 영위하기 위한 첫 발걸음이 되기를 바랍니다.

구본권(서울대학교병원 내과 교수)

차 례

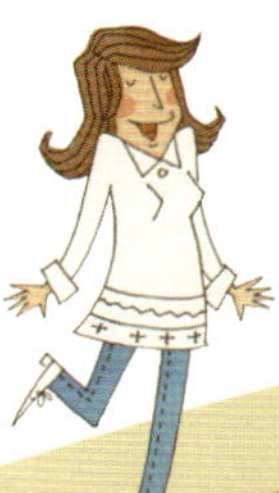

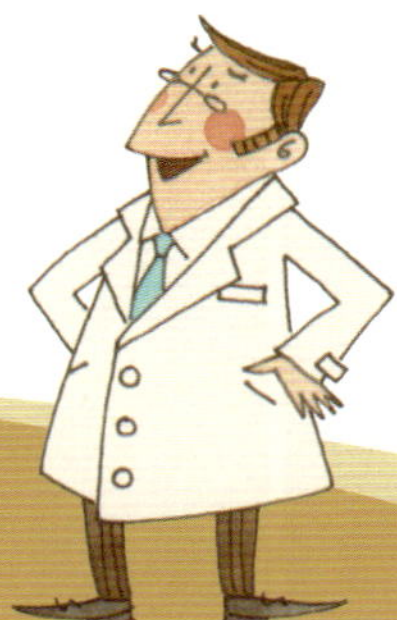

01

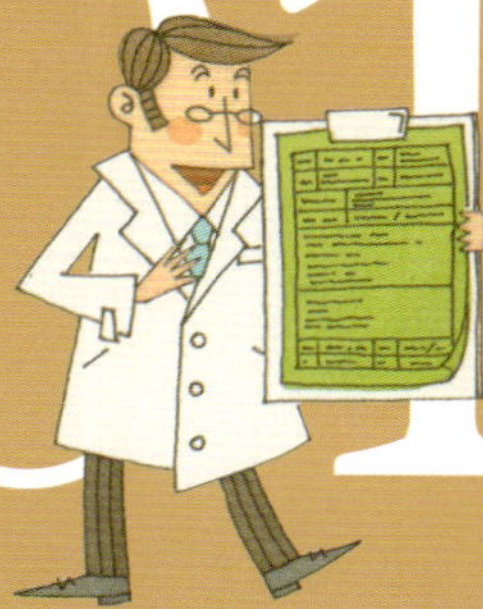

우리 몸의 핵심, 심장에 대해 알아보자

심장은 지치지 않고 지속적으로 심장박동을 유지하며 우리 몸의 혈액순환을 평생 책임지는 중요한 임무를 띤 기관이다. 우리 몸의 가장 중요한 기관인 심장의 구조와 하는 일에 대해 알아보자.

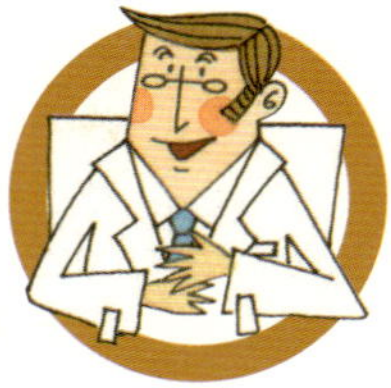

심장의 기본 구조를 알아보자

사람들은 흔히 심장을 하트(♡) 모양이라고 알고 있지만 사실은 그렇지 않다. 심장은 자신의 주먹만 한 크기로 평균 무게는 300g가량이며 팽이처럼 끝으로 갈수록 뾰족해지는 근육 주머니 형태를 갖추고 있다. 심장은 가슴 속에 비스듬하게 누워 있는 형태로, 약 2/3는 가슴의 정중앙선 왼쪽에 치우쳐 있다. 심장 앞에는 흉골과 갈비뼈가 있으며 밑은 횡경막으로 둘러싸여 있다(그림 1). 심장은 갈비뼈뿐만 아니라 심낭이라는 얇은 막에 둘러싸여 있으며, 일부는 폐에 싸여 있어 외부 충격으로부터 보호된다.

심장의 윗부분인 심장 기저부는 큰 혈관인 대동맥과 폐동맥이 심장과 연결되는 부위이며 심첨이라 불리는 심장 하단은

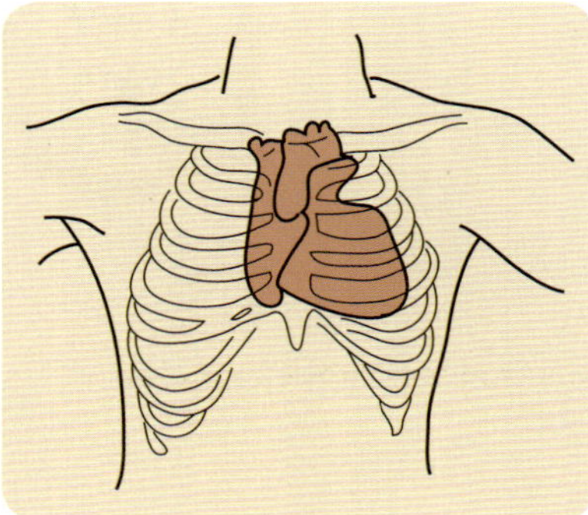

그림 1. 심장의 위치와 형태

주로 왼쪽 다섯 번째 갈비뼈 정도에 위치하는데 이는 고정되어 있지 않아 심장박동에 따라 움직인다. 마른 사람은 이 부위에서 심장 박동을 손으로 느낄 수 있고 심장 운동을 눈으로 관찰할 수도 있다.

심장의 구조

심장은 오른쪽과 왼쪽으로 나뉘며 각각 심방과 심실로 구성되어 있다. 사람의 심장에는 두 개의 심방과 두 개의 심실이 있는데, 심방은 몸과 폐를 순환한 혈액을 받아들이는 곳이고, 심실은 심방에서 전달된 혈액을 큰 동맥으로 뿜어 주는 펌프 역할을 한다. 심방과 심실에는 중격이라는 벽이 있어 양쪽의 혈액이 섞이지 않게 한다. 선천적으로 심방이나 심실 중격에 구멍이 있는 경우(심방중격 결손증, 심실중격 결손증)에는 산소 함유량이 낮은 오른쪽 심장의 혈액과 산소를 많이 함유하는 왼쪽 심장의 혈액이 섞이게 되어 문제가 생긴다. 심방과 심실 사이, 심실과 큰 동맥 사이에는 판막이라는 구조물이 있어 혈액의 역류를 방지해 준다.

오른쪽 심장은 온몸을 순환한 혈액을 받아들여 폐로 뿜어주는 역할을 담당하며, 왼쪽 심장은 폐에서 공급되는 신선한 혈액을 받아 온몸으로 공급하는 역할을 한다. 심장의 우측 상단에 위치한 우심방은 전신의 정맥에서 유입되어 온 혈액을 삼첨판막을 거쳐 우심실로 보내고 우심실의 펌프 기능에 따라 폐동맥 판막을 거쳐 폐동맥으로 보내주는데, 폐 모세혈관에서 산소교환을 한 뒤 네 가닥의 굵은 폐정맥으로 깨끗한 동맥피를 좌심방으로 보낸다. 좌심방에서 승모판막을 통해 좌심실로 혈액을 공급하면 좌심실의 수축 기능을 통해 대동맥 판막을 거쳐 대동맥으로 혈액을 보내 주어 전신 혈액순환이 이루어진다(그림 2). 심장이 한 번 박동하면 50~80cc가량의 혈액이 대동맥을 통해 전신으로 보내진다.

심장의 기능

혈액이 순환하는 것은 심장이 지치지 않고 지속적으로 수축과 이완을 반복하며 혈액을 온몸에 공급하는 펌프 기능을

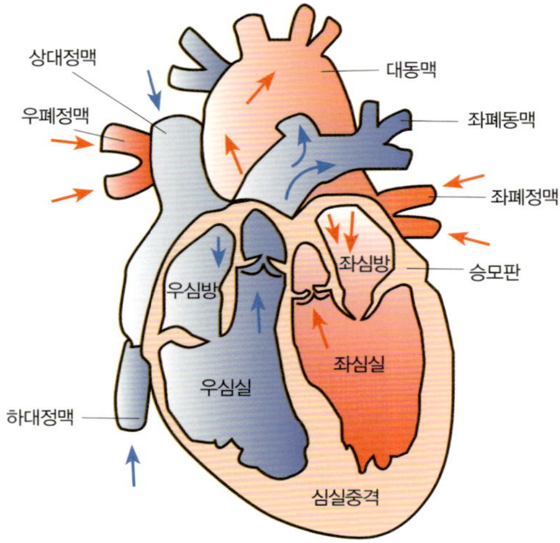

그림 2. 심장의 구조와 혈액 순환 경로

평생 유지하기 때문이다. 심장근육은 팔이나 다리근육과는 달리 쉽게 피로가 쌓이지 않고, 핏속 여러 화학물질과 자율신경계에 반응하여 지속적인 운동을 할 수 있으며, 심장박동에 맞춰 각각의 심장 판막이 정확하게 열리고 닫혀서 혈액의 진행을 원할하게 하고 역류를 막는다.

심장의 규칙적이고 순차적인 박동은 심장 내의 전기 시스템으로 유지된다. 우심방 위쪽에 동방결절이라고 부르는 특수 세포가 밀집된 곳에서 박동이 규칙적으로 유지될 수 있도록 전기 자극을 내보내면 심장 내의 전기 전도계를 통하여 전기 자극이 순차적으로 심장근육에 전달되어 심방과 심실이 수축한다.

심장에 지속적으로 에너지를 공급하기 위해 대동맥으로 보내진 혈액 중 일부가 대동맥 시작 부위에 위치한 관상동맥을 통해 심장 곳곳에 필요한 산소와 영양분을 보내 준다. 심장에 혈액을 공급하는 관상동맥은 심근의 외벽을 따라 주행하며 이러한 관상동맥이 좁아지거나 막히면 심장근육이 적절한 산소를 공급받지 못해 협심증이나 심근경색증과 같은 허혈성 심장 질환이 발생한다.

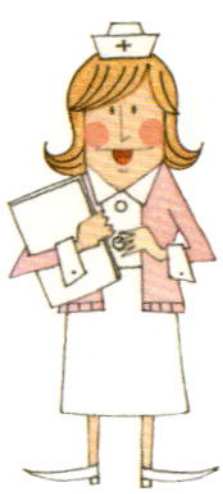

02

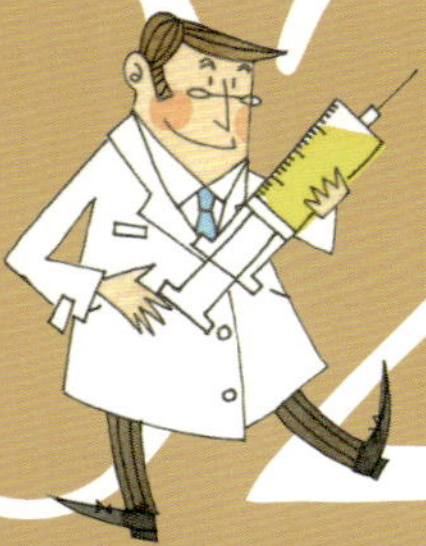

가슴에 통증이 있으면 협심증일까?

협심증과 심근경색증은 갑작스러운 죽음의 원인이 되기도 하며, 치료가 잘되더라도 심부전이나 치명적인 부정맥 등의 후유증을 남길 수 있는 무서운 질환이다. 이러한 허혈성 심장 질환에 대해 알아보자.

세 개의 가지를 가진 심장 혈관

심장은 365일, 24시간을 쉴 새 없이 활동하는 우리 몸의 가장 중요한 기관이다. 이 같은 활동력을 유지하기 위해서는 심장에 끊임없이 영양분과 산소가 공급되어야 하는데 심장근육에 이를 공급하는 통로 역할을 하는 것이 관상동맥이다. 관상동맥은 크게 세 개의 가지가 있으며(그림 3), 관상동맥을 통해서 영양분과 산소가 심장에 충분히 공급되지 못할 때 협심증이나 심근경색증과 같

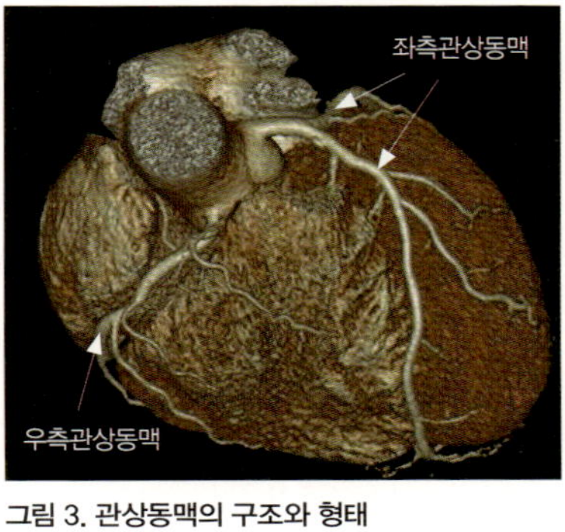

그림 3. 관상동맥의 구조와 형태

은 허혈성 심장 질환이 발생한다.

협심증과 심근경색증에 대해 알아보자

협심증은 심장에 혈액을 공급하는 관상동맥이 다양한 이유로 좁아져, 심장에서 필요한 만큼의 영양분과 산소가 공급되지 않아 발생하는 질환이다.

심근경색증은 혈관이 완전히 막혀서 영양분과 산소가 전혀 공급되지 않아 심장의 일부분이 손상되는 경우를 말한다.

협심증과 심근경색증을 중요한 질환으로 여기는 이유는 심장의 일부분을 손상시켜 경우에 따라서는 한 사람을 갑작스럽게 죽음으로 몰고 갈 수 있는 무서운 병이기도 하거니와 치료가 잘되더라도 심부전이나 치명적인 부정맥 등의 후유증을 남길 수 있기 때문이다.

관상동맥이 좁아지거나 막히는 원인은 다양하나, 대부분의 협심증은 동맥경화(혈관 내부에 지방 등의 노폐물이 쌓여 혈관이 좁아지는 현상)에 의해서 생긴다(그림 4). 동맥경화는 일종의 노화 현상이지만 노후에 시작되는 현상이 아니라 태어날 때부터 시작해서 평생 서서히 진행되는 만성적인 변화이다. 따라서 협심증을 예방하기 위해서는 어릴 때부터 위험 인자를 잘 관리하는 것이 중요하다. 일반적인 협심증은 동맥경화성 협착이 서서히 진

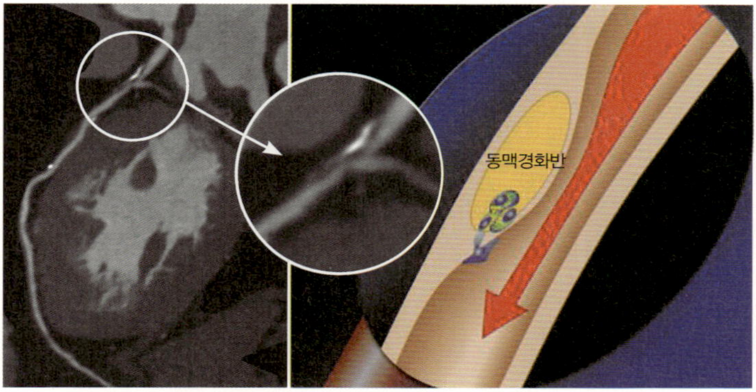

그림 4. 관상동맥 CT 혈관 조영술상 관찰된 관상동맥 협착소견(하얀 원). 동맥경화성 변화로 인해 혈관 벽이 좁아져 심장근육으로의 혈액 공급이 감소된 상태이다.

행되어 안정적인 임상 경과를 나타내며 동맥내강이 70% 이상 좁아져야 가슴통증과 같은 증상이 나타난다. 따라서 증상이 없다고 해서 심장 혈관에 동맥경화가 없다고 판단해서는 안 된다.

혈관이 서서히 막히는 경우에는 주위 혈관들에서 막힌 혈관 쪽으로 도와주는 혈관(측부 순환 혈류)이 생겨 완전히 막히더라도 심근경색이 발생하지 않는다. 반면 동맥경화 병변의 일부가 혈관 안쪽으로 파열(그림 5)되어 병변의 일부가 혈류에 노출되면 혈전이 생기면서 혈관이 갑자기 좁아져 임상적으로 매우 불안정하고 응급치료를 요하는 불안정형 협심증이나 심근경색증이 발병하게 된다.

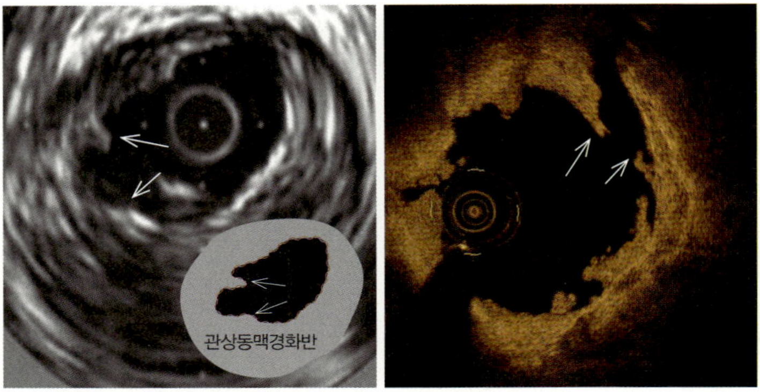

그림 5. 관상동맥 내에 혈관의 구조를 직접 관찰할 수 있는 특수한 영상 카테터를 삽입하여 확인한 동맥경화반의 파열.
혈관 안쪽으로 관상동맥경화반이 생겨 내강이 좁아져 있고 관상동맥경화반의 일부는 파열(화살표)되어 동맥경화반의 내부가 혈류에 노출되어 있다.

위와 같은 동맥경화에 의한 협심증 외에 혈관 경련에 의해 가슴통증이 발생하는 경우도 있는데 이를 변이형 협심증이라고 한다. 변이형 협심증에 의한 가슴통증은 주로 새벽에 발생하며 술을 먹은 다음 날 악화되는 경향이 있다. 경련이 없을 때는 혈액 공급이 잘되므로 낮에는 운동을 해도 증상이 나타나지 않는다. 변이형 협심증의 경우 술을 끊고 지속적인 약물치료를 하면 가슴통증이 잘 조절되고 예후도 좋다. 그러나 약을 끊으면 대부분의 경우 재발하고 갑작스러운 심한 경련으로 심근경색증과 같은 치명적인 합병증이 발생할 수도 있으므로 자의로 투약을 중단해서는 안 된다.

Hospital Memo

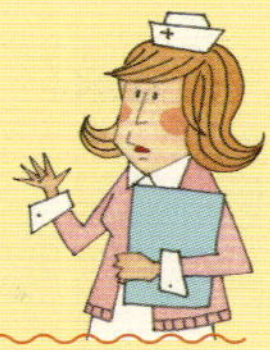

새벽에만 가슴이 아파요.

일반적으로 협심증은 동맥경화성 변화 때문에 혈관이 좁아져서 생기므로 가슴통증은 주로 운동할 때, 즉 심장근육의 산소 소모량이 많아질 때 발생한다.

그러나 평소에는 아무 증상이 없다가 갑작스러운 혈관의 경련으로 인해 생기는 변이형 협심증은 주로 새벽에 가슴통증이 생긴다. 변이형 협심증은 흡연자에게 잘 생기며 음주 뒤에 증상이 심해지는 경향이 있다. 따라서 이 같은 환자들은 약물치료와 함께 금연과 금주가 필수이다.

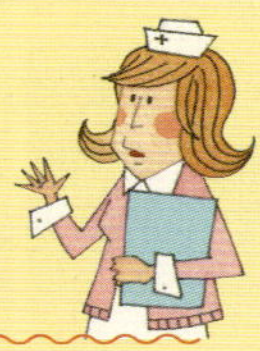

협심증과 심근경색증의 차이는 무엇일까?

협심증은 심장 혈관이 좁아져서 심장으로 공급되는 혈액이 부족하기는 하지만 심장근육은 손상이 없는 상태를 일컫는다.

심근경색증은 심장 혈관이 막혀 혈액 공급이 완전히 차단되어 심장근육이 괴사되어 손상되는 경우를 의미한다. 괴사된 심장근육은 치료를 하더라도 회복이 되지 않으므로 영원한 심장 기능 장애를 유발한다.

따라서 심근경색증이 협심증보다 더 심각한 질환이다.

03

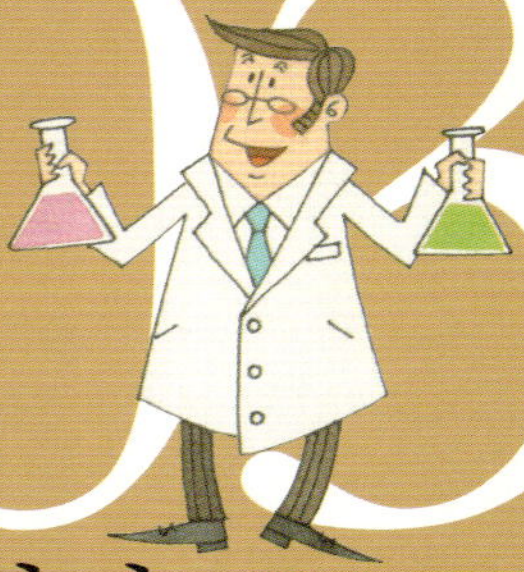

협심증의 위험 인자, 진단 및 예방법

협심증을 예방하기 위해서는 위험 인자들을 평소에 잘 관리해야 하며 건강한 생활 습관을 유지해야 한다. 증상이 없더라도 다수의 위험 인자를 가지고 있는 경우에는 정기적인 검사를 통해 자신의 혈관상태를 평가 받아야 하며, 가슴통증 등의 증상이 발생하면 전문가의 진료를 통해 정확한 진단과 치료를 받아야 한다.

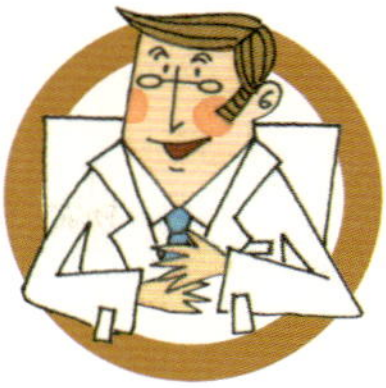

협심증을 예방하는 지름길

협심증과 같은 동맥경화성 질환의 주요 위험 인자로는 ① 고령, ② 고혈압, ③ 고지혈증, ④ 당뇨병, ⑤ 흡연 및 ⑥ 가족력이며 비만, 운동 부족이나 심한 스트레스도 위험 인자가 된다. 일반적으로 남성은 여성에 비해 동맥경화성 질환이 일찍 발생하며 여성은 주로 폐경기 이후에 발생한다.

동맥경화성 질환을 예방하기 위한 가장 확실한 방법은 위와 같은 위험 인자들을 철저히 조절하는 것이다. 혈관 내에 축적된 동맥경화반은 수년에 걸쳐서 서서히 진행하고 한번 생긴 동맥경화반은 약물치료를 하더라도 거의 줄어들지 않으므로 조기에 위험 인자들을 잘 관리하고 필요한 경우 적절한 약물치료를 해야 혈관이 좁아지는 것을 예방할 수 있다. 간혹 고혈압이나 고지혈증을 치료하기 위한 약을 먹기 시작하면 끊지 못하고 평생 먹어야 한다는 생각에 약을 안 먹다가 협심증이나 뇌졸중과 같은 심각한 합병증이 발생한 후에야 약을 먹기 시작하는 환자들이 있는데 이는 "소 잃고 외양간 고치는" 격이다.

젊은 나이에 심근경색이나 갑작스럽게 사망한 가족이 있는 경우에는 일반인에 비해 더 이른 나이에 동맥경화성 질환이 발생할 수 있고, 동맥경화가 진행되더라도 증상이 심하지 않은 경우가 많으므로 위험 인자들을 더욱 철저히 관리하고 정기적인 검진을 받아야 한다. 비만이나 운동 부족도 협심증의 위험 인자이므로 일주일에 3~4일 이상, 적어도 30분 이상씩 땀이 날 정도의 강도로 꾸준히 운동하는 것이 협심증을 예방하는 지름길이다. 운동은 협심증과 같은 동맥경화성 질환을 예방하는 데 도움이 될 뿐만 아니라 협심증 환자에서 병의 악화나 합병증 발생을 줄이는 데 큰 도움이 된다.

고지혈증이란 혈관에 돌아다니는 지방질이 많은 상태를 말하며, 혈관에 해로운 저밀도 지단백(LDL) 콜레스테롤이 높을수록, 혈관에 이로운 고밀도 지단백(HDL) 콜레스테롤이 낮을수록 협심증이 잘 생긴다. 따라서 고지혈증이 발견되면 고지혈증을 약물로 치료할지에 대해 전문가와 상담하는 것이 중요하다. 흡연도 대표적인 협심증 위험 인자이므로 모든 협심증 환자는

Hospital Memo

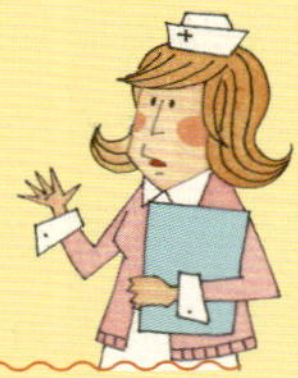

협심증의 가장 큰 원인은 스트레스?

스트레스가 협심증을 악화시키기는 하나, 스트레스 자체만으로 협심증이 발생한다고 보기는 어렵다. 스트레스는 신체 내의 교감신경계를 활성화시켜 심장이나 혈관에 부담을 줄 수 있으며 스트레스에 의한 간접적인 효과, 즉 흡연·폭식·운동 부족 등이 기존의 동맥경화를 악화시킬 수도 있다.

반드시 금연해야 한다. 비만 또는 운동 부족도 협심증의 위험 인자이므로 꾸준히 운동하는 것이 협심증을 예방하는 지름길이다.

협심증의 증상

통증

협심증으로 인한 통증은 가슴이 조이듯이, 짓누르듯이 뻐근하게 아프다. "가슴이 터질 것 같다"는 전형적인 증상 이외에도 고춧가루를 뿌리듯이 아프기도 하며 말로 표현할 수 없을 정도로 답답함을 호소하기도 한다. 때로는 가슴통증은 없이 호흡곤란만 호소하기도 하고, 증상도 없이 검사에서만 발견되는 무증상 협심증도 있다. 그러므로 가슴통증이 없다고 해서 협심증이 없다고 이야기할 수는 없다.

아픈 부위

주로 가슴 한가운데 또는 약간 왼쪽 부위에 통증이 있다. 때로는 방사통, 즉 신경의 연관성 때문에 왼쪽 어깨와 팔 또는 목이나 턱 밑이 불편할 수도 있다(그림 6). 드물지만 명치가 아프다고 호소하는 경우도 있어 소화불량으로 오인되어 협심증의 치료가 늦어지는 경우도 있다.

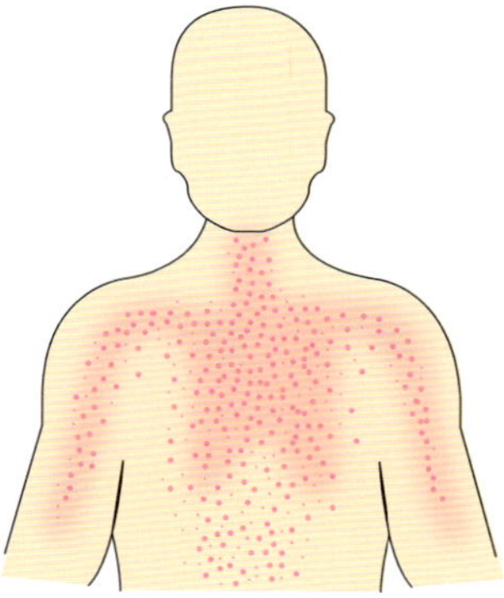

그림 6. 협심증 발생 시 통증이 발생하는 부위

Hospital Memo

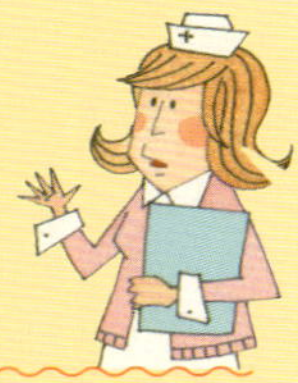

응급실에 꼭 가야 하는 증상

협심증으로 치료 받고 있거나 평소 증상이 없었던 경우라도 심한 가슴통증이 발생하고 지속되는 경우 반드시 응급실을 방문하여 심근경색증 여부를 감별 받아야 한다. 급성 심근경색증은 얼마나 빨리 응급실을 방문하는지가 환자의 예후를 결정하므로 심한 가슴통증이 있는 경우 참지 말고 즉시 가까운 응급실로 가야 한다. 같은 심근경색증 환자라도 병원을 늦게 방문한 환자는 일찍 방문한 환자에 비해 심장 손상이 많고, 심장 기능의 회복이 느리고, 합병증 발생의 위험성이 훨씬 높아 급성 심근경색증 환자에게는 시간이 바로 생명이다.

평소에 협심증 증상이 있는 환자의 경우 ① 증상이 갑자기 심해지는 경우, 즉 조금만 움직여도 통증이 반복적으로 발생하거나 ② 운동 시에 느꼈던 가슴통증이 안정 시에도 발생하는 경우에는 불안정형 협심증으로 판단할 수 있으며, 이 경우 치명적인 심근경색증으로 발전할 수 있으므로 즉시 병원에 가야 한다.

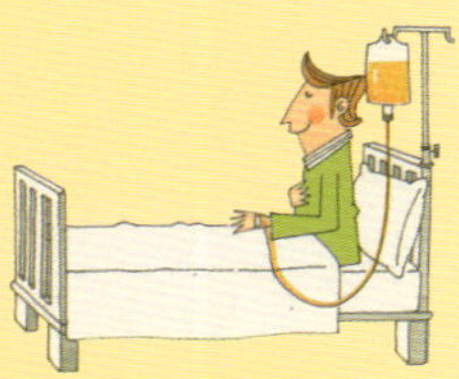

통증 유발 인자

협심증 증상은 주로 운동할 때, 즉 계단을 급하게 걸어 올라가거나 언덕을 빨리 걸을 때 증상이 유발되고, 휴식을 취하면 증상이 완화된다. 일반적으로 아침이나 추운 날에 증상이 더 악화되고, 특히 식후에 더 심해진다. 심한 가슴통증이 10분 이상 지속되면 심근경색증을 의심하여 구급차 또는 주변인이 운전하는 차를 타고 즉시 병원을 방문해야 한다.

협심증과 비슷한 증상을 유발하는 다른 질환

가슴통증 또는 호흡곤란을 유발하는 모든 질환이 협심증으로 오인될 수도 있다. 거꾸로 이 같은 증상을 다른 질환의 증상으로 알고 치료하다가 뒤늦게 협심증으로 진단되는 경우도 있다. 젊은 나이에는 갈비뼈 또는 근육의 타박상 등에 의한 늑연골염이 협심증과 비슷한 증상을 유발할 수 있으며 장년층에서는 식도 하부에 위산이 반복적으로 역류해서 생기는 위식도역류증 등이 협심증과 비슷한 가슴통증을 유발할 수 있다. 간혹 위염 등에 의한 소화불량도 협심증 증상과 비슷하게 나타나기도 한다.

Hospital Memo

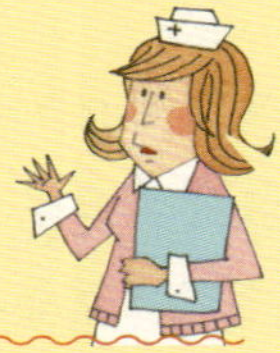

증상이 없는데 협심증이라고?

모든 협심증 환자들이 가슴통증을 호소하는 것은 아니다. 특히 노인 환자들이나 당뇨병 환자들은 가슴통증 없이 운동 시 호흡곤란만 있거나 증상이 없다가 정밀 검사를 통해서야 협심증이 발견되는 경우도 있다. 또한 가슴통증은 없지만 심근 허혈의 방사통으로 인하여 어깨, 목, 턱 부위나 상복부의 통증으로 협심증 증상이 나타나기도 한다.

심전도가 정상인데도 협심증일 수 있을까?

건강검진에서 시행한 심전도가 정상이라고 본인은 협심증이 없다고 자신하는 경우가 있다. 그러나 대부분의 협심증 환자들도 안정 시에 시행한 심전도에서는 '정상'이라고 나오므로 심전도 검사 결과가 정상이라도 협심증이 없다고 할 수 없다. 협심증이 아주 심하거나 심근경색증이 있었던 경우에만 심전도에서 이상 소견이 나타나므로, 심전도가 정상이라도 증상이 있거나 위험 인자가 많은 환자들은 협심증에 대한 정밀 검사를 받아야 한다. 반대로 심전도에서 허혈성 심장 질환을 시사하는 소견이 있더라도 실제로는 협심증이 없는 경우도 있다.

협심증의 진단

협심증 진단에 가장 중요한 것은 세밀한 병력 청취이다. 대부분의 경우 전문가는 환자가 호소하는 가슴통증의 양상, 유발인자 등을 들으면 협심증인지 다른 질환인지 쉽게 판정할 수 있다. 전형적인 협심증은 운동 시에 발생하고 운동 강도가 높아질수록 통증이 심해지고 안정 시에 호전되며, 나이트로글리세린 설하정을 투여하면 가슴통증이 완화되는 양상을 나타낸다.

심전도와 혈액검사

협심증으로 진단되거나 협심증이 의심되는 경우 1차적으로 시행하는 검사가 심전도와 혈액검사이다. 하지만 심전도가 정상이라도 협심증의 가능성을 배제할 수 없으며, 혈액검사는 협심증을 진단하기 위해서가 아니라 협심증의 위험 인자를 판정하기 위해서 시행한다. 그러나 급성 심근경색증을 진단하기 위해서는 혈액검사로 심근 효소의 상승 여부를 확인하는 것이 필수이다.

부하 검사

협심증은 주로 운동할 때 증상이 나타나기 때문에, 심장에 인위적으로 부담을 주어서 가슴통증 등의 증상이 나타나는

지, 심장으로 가는 혈류가 감소되어 있는지를 간접적으로 평가하는 검사가 부하 검사이다. 대표적인 방법으로 운동 부하 검사(그림 7), 방사성 동위원소를 이용한 약물 부하 심근 스펙트(그림 8), 약물/운동 부하 심 초음파검사 등의 방법이 있다.

각 환자에게 어떤 검사가 적합할지는 환자의 증상이나 동반된 질환, 또 운동 능력 등에 따라 전문의가 판단한다. 환자 상태가 불안정한 급성 관동맥 증후군이라면 부하 검사 없이 바로 혈관 조영술을 시행할 수도 있다.

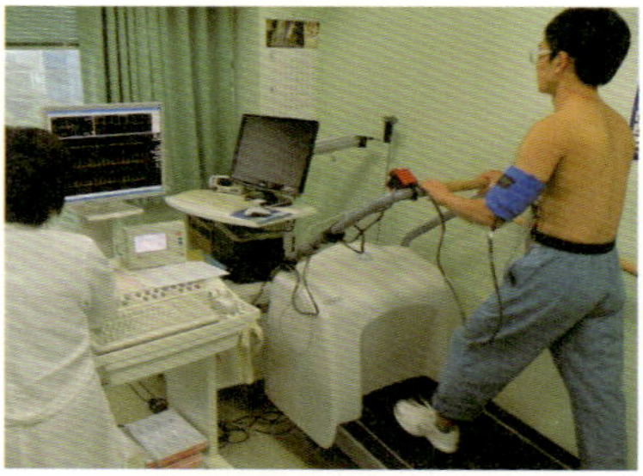

그림 7. 운동 부하 검사

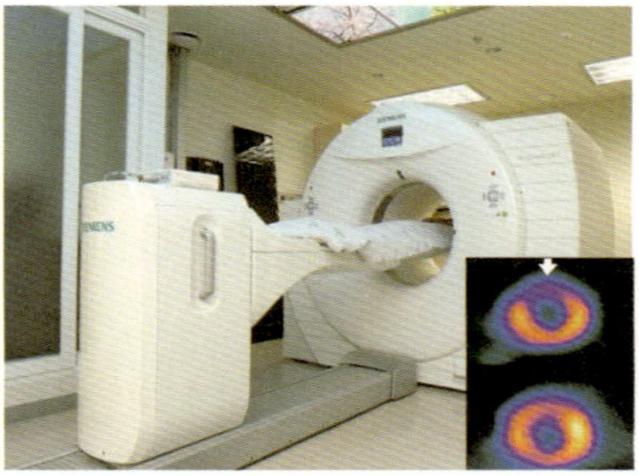

그림 8. 방사성 동위원소를 이용한 심근 스펙트 검사 장면과 결과.
부하 영상에서 심장근육으로 가는 혈류가 감소되었다가(화살표) 안정 시에 회복되는 것을 확인할 수 있다.

관상동맥 CT 혈관 조영술

예전에는 관상동맥의 협착 정도를 확인하려면 입원해서

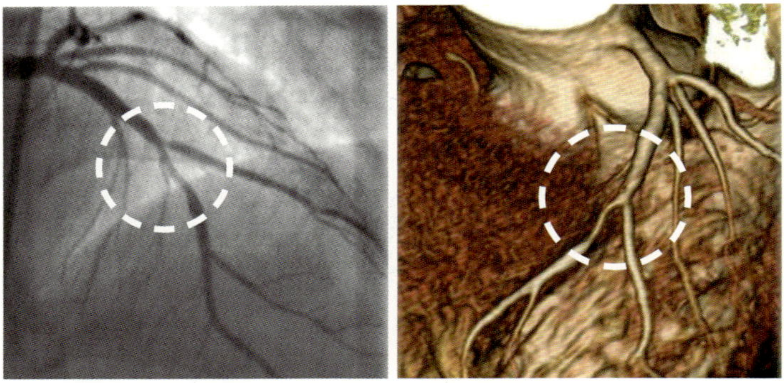

그림 9. 같은 환자에서 입원해서 시행한 관상동맥 조영술 소견(왼쪽)과 외래에서 시행한 관상동맥 CT 혈관 조영술 소견(오른쪽)

관상동맥 조영술을 시행해야 했으나 최근에는 외래에서 간단히 시행할 수 있는 CT 검사로도 협착 유무를 정확하게 평가할 수 있다(그림 9). CT 혈관 조영술은 음성 예측도가 높아 CT 검사에서 유의한 협착 병변이 없는 경우에는 예후가 매우 좋아 건강검진 프로그램에 포함되어 있는 경우도 많이 있다. 그러나 대부분의 성인에서 관상동맥 CT 혈관 조영술을 시행하면 정도의 차이는 있지만 관상동맥에 동맥경화성 변화가 관찰되므로 CT로 발견된 협착 병변을 어떻게 평가하고 치료할 것인지는 반드시 전문가와 상담해야 한다. 또한 모든 CT 검사는 방사선에 노출되는 검사이므로 무분별하게 시행해서는 안 된다.

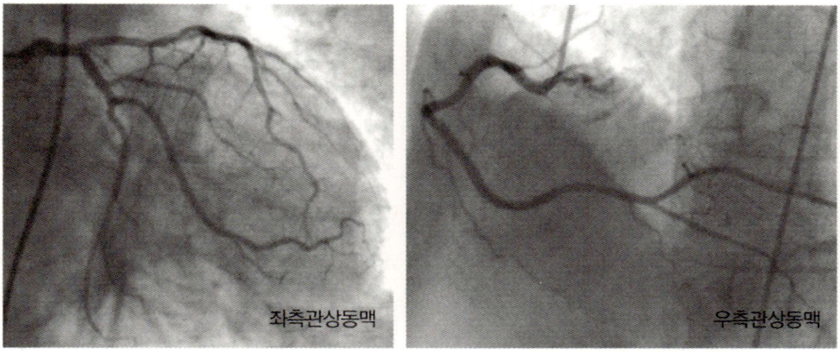

그림 10. 관상동맥 조영술 소견

관상동맥 조영술

관상동맥 조영술(그림 9, 10)은 협심증의 진단과 치료에서 가장 중요하고 정확한 검사법이다. 그러나 이를 시행하기 위해서는 입원을 해야 하며, 검사에 따른 위험성이 외래에서 시행하는 운동 부하 검사나 CT 혈관 조영술에 비해 더 높다. 관상동맥 조영술만 시행하는 경우에는 하루나 이틀 정도의 입원이 필요하고 스텐트 삽입술 등의 혈관 확장술을 시행 받는 경우 2~3일 정도의 입원이 필요하다.

관상동맥 조영술은 전신마취가 아닌 국소마취하에 허벅지 위쪽의 대퇴동맥 또는 손목의 요골동맥을 통해 작은 플라스틱 도관(카테터)을 관상동맥 입구에 위치시킨 후 조영제를 투여해 관상동맥의 협착 정도를 평가한다. 관상동맥 조영술에 걸리는

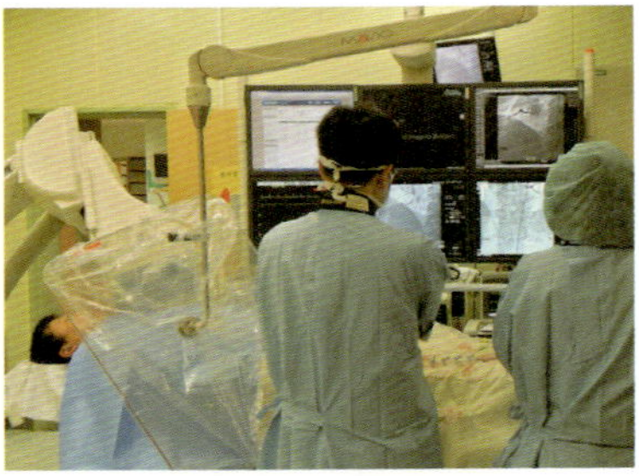

그림 11. 관상동맥 조영술을 시행하는 모습

시간은 20~30분 정도이며 검사하는 동한 환자가 통증을 느끼지는 않는다(그림 11).

Hospital Memo

모든 검사 결과는 정상인데도 가슴이 계속 아프다면?

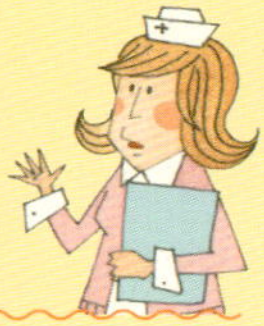

여러 가지 협심증 검사를 받았는데도 가슴이 아프다면 협심증으로 인한 통증이 아닐 가능성이 많다. 갈비뼈나 근육에서 오는 통증이나 위장 장애 때문에도 가슴이 아플 수 있으므로 다른 질병을 의심해 봐야 한다. 그러나 본인이 받은 검사 결과가 위음성(실제로 병은 있는데 검사 결과가 음성으로 나온 경우)일 수도 있으므로 시행한 검사 결과를 가지고 전문가와 다시 한 번 상담하여 원인을 찾는 것이 좋다.

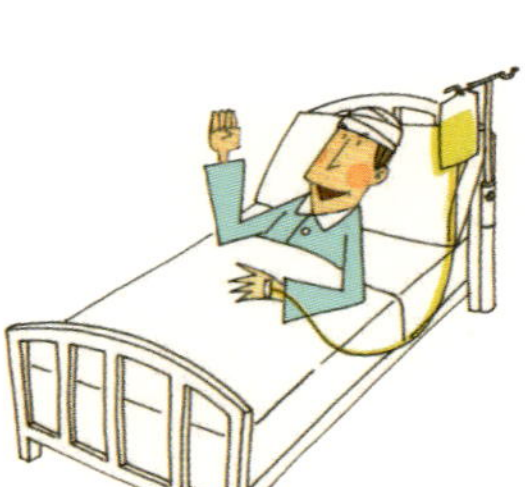

04

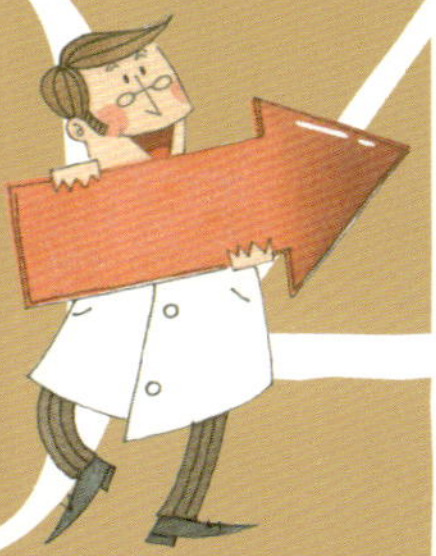

협심증 치료와 관리, 어떻게 해야 할까?

협심증 치료와 관리에서 가장 중요한 세 가지는 생활 습관 조절, 약물요법, 그리고 혈관 재개통술이다. 약물치료 및 혈관 재개통술과 더불어 철저한 위험 인자 관리, 적절한 운동 및 식사 조절이 필수이며 이는 협심증의 발생과 진행을 막기 위해 스스로 꾸준히 실천해야 하는 사항이다.

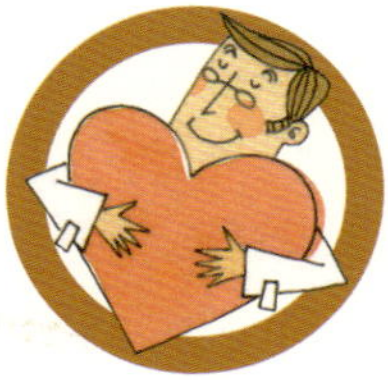

생활 습관 조절

협심증을 걱정하는 일반인이나 협심증으로 치료 받고 있는 환자들의 상당수가 약물치료나 스텐트 시술 등에는 관심이 있으나 정작 스스로 해야 하는 생활 습관 개선에는 소홀한 경우가 많다. 혈관을 건강하게 유지하기 위한 '비밀스러운 특별한 방법'이 있는 것이 아니라 모두가 알고 있는 건강한 생활 습관(소식, 적절한 운동, 금연 등)을 꾸준히 유지하는 것이 가장 중요하다. 하

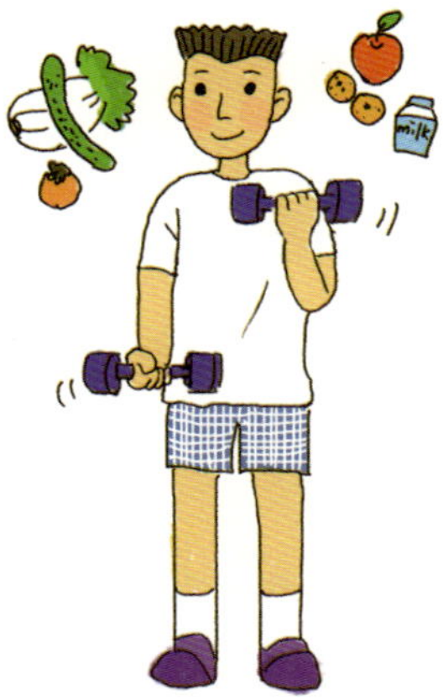

루에 30분 이상, 일주일에 3~4일 이상 약간 땀을 흘릴 정도의 강도로 운동하는 것이 좋은데, 가장 쉽게 할 수 있으며 효과적인 운동이 빠르게 걷기이다. 관절에 이상이 없다면 서서히 운동량을 늘려 약간 벅찰 정도로 천천히 뛰는 것도 좋다. 이런 유산소 운동과 더불어 근력 강화 운동도 같이 하는 것이 좋다.

그러나 갑작스런 운동이나 무리한 근력 강화 운동은 오히려 심장 질환을 악화시킬 수 있으므로 주의해야 한다. 운동 중에 가슴통증이 발생하면 운동을 중단해야 하며 운동을 중단한 후에도 통증이 지속되면 즉시 병원으로 가야 한다. 특히 고혈압, 당뇨 등의 위험 인자가 조절되지 않은 상태에서의 무리한 운동은 약이 아니라 독이 될 수 있으므로 주의해야 한다.

식사는 기름기가 많은 음식은 줄이고 신선한 과일이나 채소를 많이 먹도록 한다. 음식의 종류도 중요하지만 그 양도 중요한데 음식 섭취량을 조금씩 줄이면서 운동을 지속해서 체중을 감량하는 것이 가장 좋다.

약물요법

생활 습관 조절 이외에 환자들이 지켜야 할 것은 처방받은 약을 규칙적으로 잘 복용하는 것이다. 일반적으로 각 환자가 갖고 있는 위험 인자들에 대한 투약(항고혈압제, 당뇨병약) 외에 아스피린 등의 항혈소판제를 처방 받고, 협심증 증상 조절을 위한 약제들이 추가되기도 한다. 관상동맥에 스텐트 삽입술을 시행받은 환자들은 아스피린과 클로피도그렐 등의 항혈소판제를 의사의 지시에 따라 규칙적으로 잘 복용하여야 스텐트 혈전증 등의 위험한 합병증을 예방할 수 있다. 스텐트 삽입술을 시행받은 환자들이 발치 등의 치과 치료, 위내시경이나 장내시경 등의 검사를 받기 위해 항혈소판제를 중단해야 하는 경우는 반드시 담당 의사와 상의한 뒤에 중단 여부를 결정해야 한다.

혈관 재개통술

증상이 약물요법으로 잘 조절되지 않거나, 협착 정도가 매우 심하거나 협착 병변이 혈관의 근위부에 있는 고위험군 환자이거나, 불안정형 협심증/심근경색증과 같은 급성 관동맥 증후군의 경우에는 혈관 재개통술을 시행하는 것이 약물치료보다 더 효과적이다. 혈관 재개통술은 국소마취하에 스텐트와 같은 기구를 이용하여 혈관을 확장시키는 중재 시술과 전신마취를 한 후 막힌 혈관 뒤쪽에 다른 혈관을 연결해 주는 관상동맥 우회로술로 구분된다. 수술에 비해 중재 시술은 전신마취가 필요 없고 입원 기간이 2~3일로 짧고 회복이 빠르다는 장점이 있다.

중재 시술은 작은 풍선을 관상동맥 내의 협착 부위에 위치

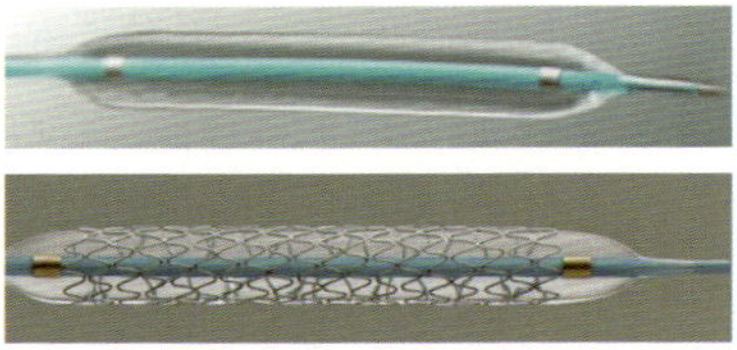

그림 12. 혈관 재개통술에 사용되는 관상동맥용 풍선도자(위) **및 스텐트**(아래)

시킨 후 확장시켜 협착 부위를 넓히는 풍선확장술과 스텐트라는 철선그물망(그림 12)을 협착 부위에 삽입하는 스텐트 삽입술이 있다. 최근 스텐트 표면에 재협착을 방지하는 약물을 도포한 약물용출성 스텐트 사용이 보편화되면서 스텐트 시술의 효과가 더욱 좋아져 재개통술이 필요한 관상동맥 협착 병변의 대부분은 스텐트 삽입술로 치료한다(그림 13). 한번 시술한 스텐트는 평생 관상동맥 내에 있게 되며 시간이 지나면 스텐트 표면은 정상세포로 덮이게 된다. 혈관 내에 삽입된 스텐트는 정해진 수명이 있는 것이 아니어서 시간이 경과했다고 다시 빼지는 않는다. 스텐트 표면이 정상세포로 완전히 덮이기 전까지는 항혈소판제 복용을 중단하면 스텐트 부위가 갑자기 혈전으로 막혀 심근경색이 발생할 수 있으므로 처방 받은 약을 지속적으로 복용하는 것이 매우 중요하다(그림 14). 발치, 위내시경이나 장내시경을 통한 조직검사 등 다른 이유로 항혈소판제를 중단해야 하는 경우에는 반드시 전문의와 상의하여 중단 가능성 여부와 중단 기간을 결정해야 한다.

5~10%의 환자에서는 스텐트 삽입 후 스텐트 안쪽으로 조

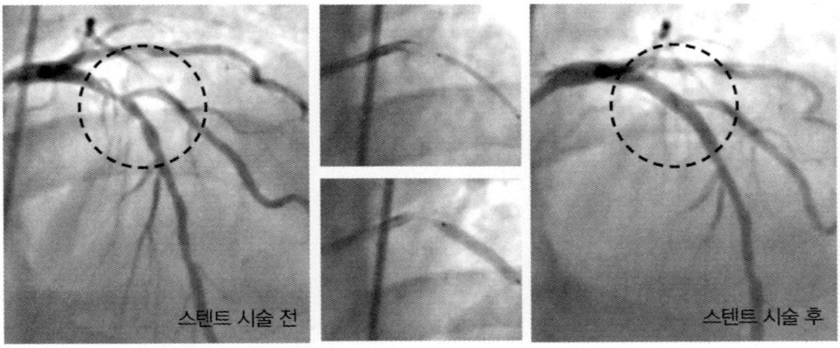

그림 13. 관상동맥 스텐트 삽입술의 실례.
왼쪽 관상동맥에 심한 협착이 스텐트 시술 전에 관찰되어 스텐트를 병변에 위치시킨 후 풍선도자를 확장시키면 스텐트가 협착 병변을 넓히면서 거치되고, 풍선도자를 빼면 스텐트에 의해 혈관 확장이 유지된다.

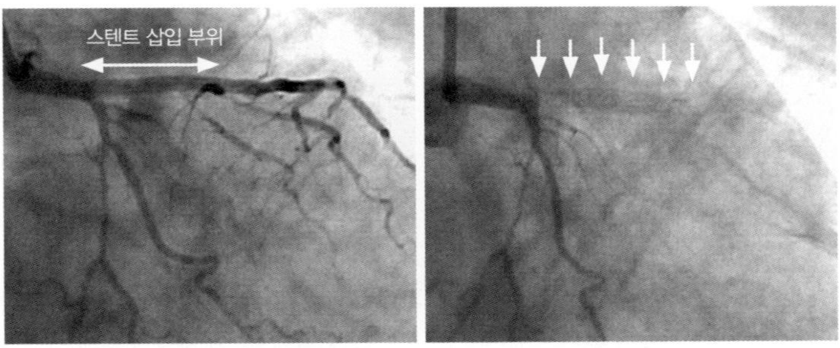

그림 14. 스텐트 삽입술 후 약물치료를 중단하여 발생한 심근경색증.
스텐트 시술 후 혈관이 잘 확장되어 있으나(왼쪽), 약물치료를 자의로 중단하여 스텐트 부위가 혈전으로 완전히 막혀(오른쪽, 화살표) 급성 심근경색증이 발생하였다.

직이 많이 자라나 재협착이 발생할 수 있으므로 스텐트 시술 후에도 지속적인 약물치료와 위험 인자 관리가 필요하다(그림 15).

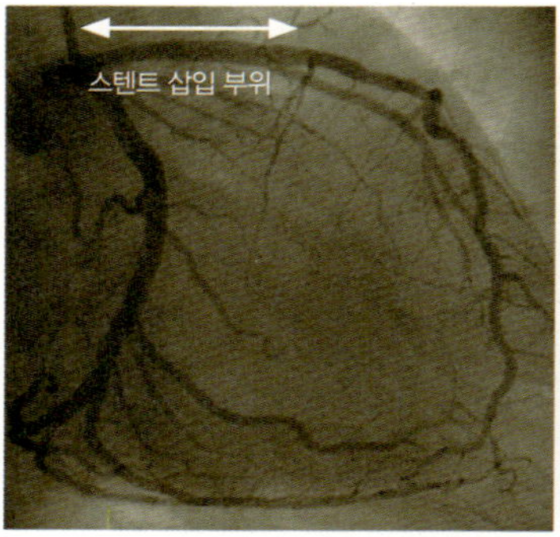

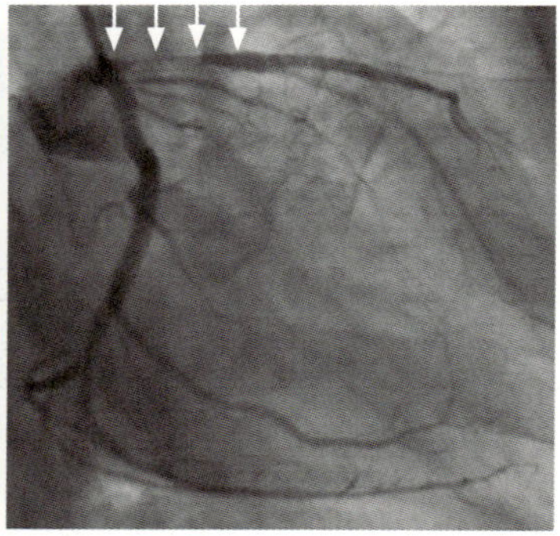

그림 15. 스텐트 삽입술 후 재협착이 발생한 증례.
스텐트 삽입으로 혈관이 잘 확장되었으나 이후에 스텐트 내부로 조직이 과 형성되어 재협착(오른쪽)이 발생하여 다시 가슴통증이 생겼다.

Hospital Memo

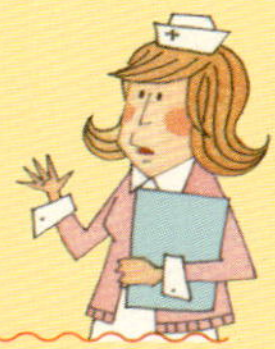

시술과 수술은 어떻게 다른가?

협심증 환자에 대한 치료 중 시술은 국소마취하에 시행하는 스텐트 삽입술을, 수술은 전신마취하의 관상동맥 우회로 수술을 일컫는다. 스텐트 삽입술은 전신마취가 필요 없고 시술 시간이 짧고 입원 기간이 2~3일밖에 되지 않고 회복이 빠른 장점이 있다. 그렇지만 협착이 광범위하거나 시술이 불가능한 경우 또는 시술에 따른 위험성이 높은 경우에는 여러 개의 스텐트를 삽입하는 시술보다는 관상동맥 우회로 수술의 효과가 더 좋다.

Hospital Memo

협심증이 있으면 모두 입원해서 관상동맥 조영술이나 스텐트 시술을 받아야 하나?

모든 협심증 환자가 입원해서 관상동맥 조영술이나 시술을 받아야 하는 것은 아니다. 약물요법으로 증상이 잘 조절되고 외래 검사상 고위험 소견이 없는 경우에는 약물치료로 충분하다. 그러나 증상이 약물치료로 조절되지 않거나, 증상이 경미하거나 없더라도 외래에서 시행한 관상동맥 CT 조영술, 운동 부하 검사 등에서 고위험 소견이 있으면 관상동맥 조영술 및 스텐트 시술을 받아야 한다.

시술이나 수술 후 증상이 없어졌는데 약물치료를 계속해야 하나?

동맥경화는 시술이나 수술 후에도 지속적으로 진행하는 질환이다. 따라서 시술이나 수술 후 시간이 경과함에 따라 재개통술을 시행 받은 부위에 다시 협착이 발생할 수 있고(그림 15) 이전에 협착이 없었던 부분에 새로운 병변이 생길 수 있다. 따라서 재개통술 후 증상이 완전히 없어져도 지속적인 약물치료와 생활 습관 개선을 지속하는 것이 필수적이다. 특히, 스텐트 시술 후 항혈소판제를 조기에 중단하는 경우 갑자기 혈전이 생겨 치명적인 급성 심근경색증이 발생할 수 있으므로 주의해야 한다(그림 14).

협심증과 심근경색증의 예후

심근경색증의 사망률은 약 10% 정도이며 특히 쇼크를 동반하는 위중한 경우에는 약 40~50%에 달한다. 대개 일주일까지가 고비이며 심근경색증의 급성기를 넘기면 그 이후에는 사망 위험성이 줄어든다.

심근경색증으로 인하여 심부전이 생기면 정도에 따라 사망 위험성이 높아진다. 협심증은 심장이 손상되기 전 단계이므로 심근경색증보다는 예후가 비교적 좋다. 따라서 협심증 환자들은 병의 진행을 막기 위해 약물치료와 더불어 건강한 생활 습관을 유지해야 한다.

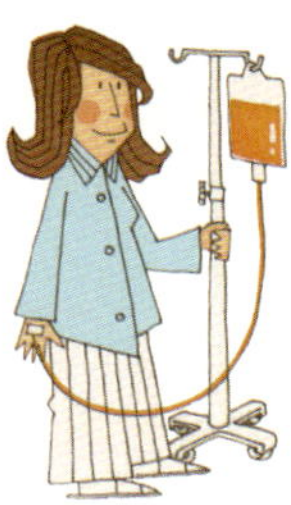

Hospital Memo

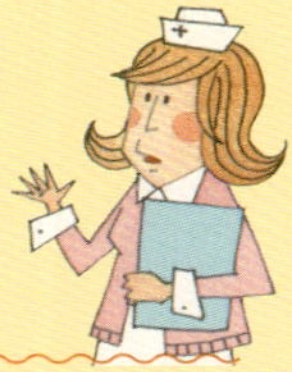

스텐트 삽입술 뒤에 치과 치료나 내시경 검사를 할 수 있나요?

스텐트 삽입 뒤, 1년까지는 두 가지 이상의 항혈소판제가 필수이다. 따라서 발치를 비롯한 모든 관혈적인(피가 나는) 시술을 받으면 지혈이 잘 되지 않는다. 그렇다고 스텐트 삽입 뒤 1년 이내에 항혈소판제를 무작정 끊거나 줄이면 스텐트 혈전증과 같은 심각한 심장 합병증이 발생할 위험성이 높아진다.

따라서 치과 진료를 비롯한 관혈적인 시술을 받는 경우에는 시술의 필요성이나 관상동맥의 상태를 잘 판단해서 결정해야 하므로 반드시 전문의와 상의한 뒤 결정한다. 다만 조직검사를 하지 않는 경우 항혈소판제를 복용하면서 위장 및 대장 내시경 검사를 시행할 수 있다.

협심증, 완치할 수 있을까?

동맥경화가 진행된 혈관을 원상태로 복귀시키기란 매우 어렵다. 따라서 협심증을 완치시키는 것도 어렵다. 그러나 혈관의 심한 협착은 혈관 재개통술을 통하여 해결하고 그렇지 않은 협착 부위는 콜레스테롤 저하제, 항혈소판제 등을 이용하여 진행을 멈추거나 줄일 수 있다. 즉, 꾸준히 생활 습관을 조절하고 약물치료 등을 잘하면 협심증은 조절할 수 있는 질환이다.

05

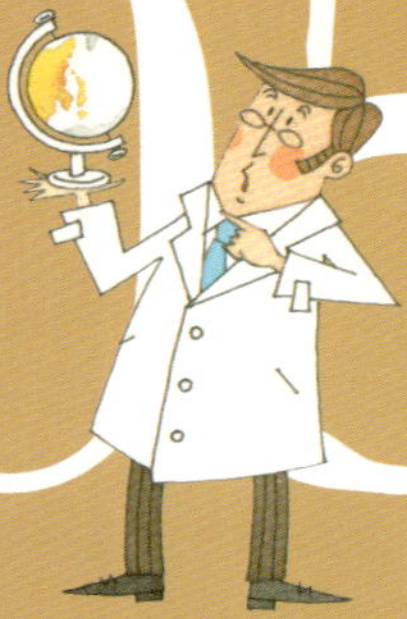

무서운 돌연사, 왜 일어날까?

돌연사는 급사 또는 심장마비라고도 불리는데, 이는 치명적인 부정맥이 발생하여 불안정한 심장박동으로 인해 신체에 혈액 공급이 중단되면서 일어난다. 돌연사는 주로 중장년층에게 발생하나, 젊은 사람들도 위험 요인이 있으면 돌연사하는 경우도 있다.

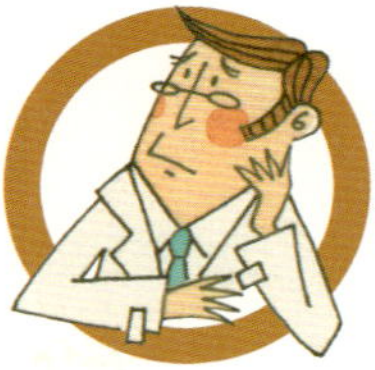

돌연사란 무엇일까?

돌연사란 외부로부터의 치명적 손상이 없이 질병에 의해 증상이 발생한 지 한 시간 이내에 사망하는 경우로, 급사 또는 심장마비라고도 부른다. 대부분의 원인은 심장병인데, 치명적인 부정맥이 발생하여 심장의 박동이 불안정해지면서 신체에 대한 혈액 공급이 중단되기 때문에 발생한다.

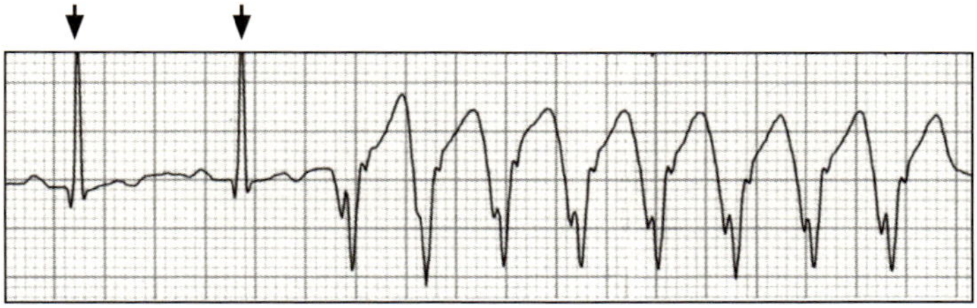

그림 16. 치명적 부정맥의 하나인 심실 빈맥.
정상 심전도 파형(화살표)과 모양이 다른 심실에서 생성된 빠른 파형이 관찰된다.

돌연사의 원인

돌연사의 가장 흔하고 중요한 원인 질환은 협심증과 심근경색증 같은 허혈성 심장 질환이다. 이 외에도 비후성 혹은 확장성 심근병증 같은 기질적 심질환이 원인이며, 브루가다 증후군, 긴 QT 증후군 등의 유전성 질환이나 약물/건강 보조 식품의 부작용으로 치명적인 부정맥이 발생하는 경우도 있다.

Hospital Memo

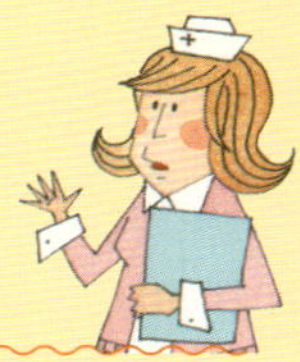

돌연사, 유전될까?

젊은 사람의 돌연사 원인 중 가장 큰 부분을 차지하는 비후성 심근병증이나 치명적인 부정맥을 일으키는 브루가다 증후군, 긴 QT 증후군은 유전되는 질병이다. 가족 중 젊은 나이에 돌연사한 사람이 있거나 상기 질병으로 진단을 받은 사람이 있다면 본인도 돌연사의 상대적 고위험군에 속하므로 검사를 받는 것이 좋다.

돌연사의 전조 증상

돌연사의 정의상, 증상이 발생한 뒤 짧은 시간 안에 갑자기 부정맥이 발생하고 혈액순환에 장애가 오는 것이 특징이기 때문에 첫 증상이 심장마비로 올 수 있다. 하지만 심장마비 이전에도 원인 질환으로 인한 증상이 있을 수 있다. 이때 의료 기관을 방문하여 적절한 검사와 치료를 받는다면 충분히 예방할 수 있으므로 다음과 같은 증상이 있다면 전문의와 상담을 하는 것이 좋다.

- 빨리 걷거나 오르막길을 걸을 때 가슴이 뻐근하고, 쉬면 나아진다.
- 운동 시 가슴통증의 강도가 점차 증가하거나, 이전보다 운동량이 적은데도 가슴통증이 발생한다.
- 운동을 멈추고 안정을 취해도 가슴통증이 금방 사라지지 않고 오래 지속된다.
- 약간만 활동해도 쉽게 피곤해지고, 일상생활을 하는 정도로도 숨이 차다.
- 어지럽고 가끔 의식을 잃거나 졸도할 것 같다.

Hospital Memo

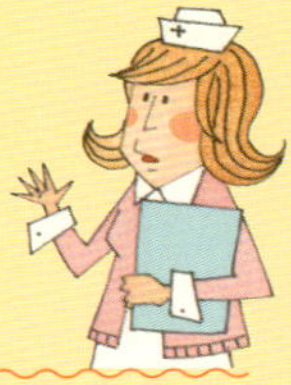

가슴이 자주 아픈데, 돌연사의 예비 신호인가요?

가슴통증의 원인은 다양하다.

돌연사의 원인 질환 중에서 협심증과 심근경색증이 가슴통증을 일으키는 대표적 질병이며, 그 외에 선천성 심장 질환이나 부정맥에 의해서도 가슴통증이 발생할 수 있다. 특히 강도가 점차 세어지거나 지속 시간이 길어지는 가슴통증은 심근경색의 위험 신호이다.

따라서 가슴통증이 있다면 순환기내과 전문의와 상담하여 통증이 유발되는 상황을 면밀히 따져 보고 가장 가능성이 높은 질환에 대한 검사를 시행하여 진단을 받는 것이 중요하다.

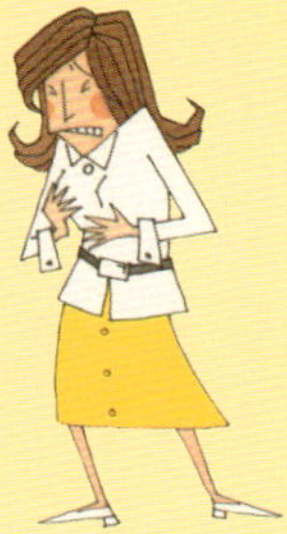

찜질방이나 사우나는 위험한가?

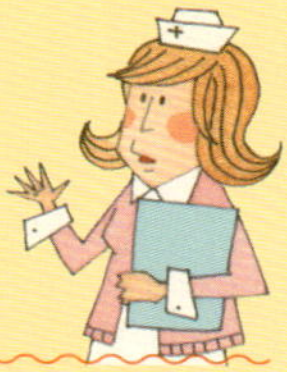

땀을 과도하게 흘리면 탈수에 의해 맥박수가 증가하고 심한 경우 전해질 이상이 발생할 수도 있다.
너무 높지 않은 온도에 짧은 시간 동안 노출되는 것은 별 문제가 없지만 고온에 장기간 노출될 경우 심장에 과도한 부하가 걸리고 탈수에 의해 혈전형성이 조장되어 심장 질환이 갑자기 악화될 수 있으므로 주의해야 한다.
사우나에서 오랜 시간 머물러 탈수된 상태에서 갑자기 냉탕에 들어가는 것은 하지 말아야 한다.

06

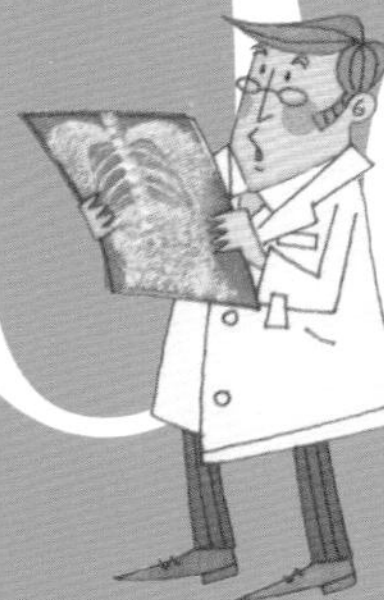

돌연사, 예방법과 치료법을 알아보자

가족 중 젊은 나이에 돌연사한 사람이 있거나 돌연사를 유발하는 질병으로 진단을 받은 사람이 있다면 본인도 상대적 고위험군에 속하므로 전문가의 상담과 검사를 받아야 한다. 과로와 스트레스 또한 위험 요인이 될 수 있다는 것을 알아 두자.

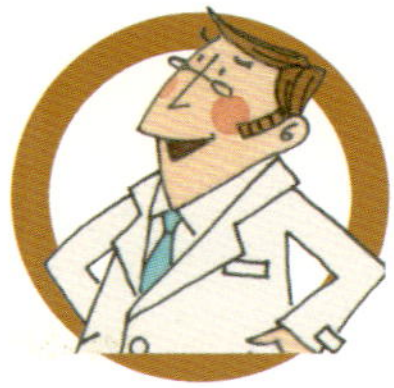

과로와 스트레스를 조심하자

허혈성 심장 질환의 위험 인자인 흡연, 고혈압, 고지혈증, 당뇨, 비만 등이 돌연사의 위험 인자이며 과로나 스트레스도 위험 요인이 될 수 있다. 또한 가족 중 젊은 나이에 돌연사를 한 사람이 있거나 허혈성 심장 질환으로 진단받은 사람이 있다면 본인도 돌연사의 상대적 고위험군에 속하므로 전문가의 상담과 검사를 받아야 한다.

돌연사의 예방과 치료

돌연사를 예방하려면, 돌연사를 일으키는 질병을 조기에 진단하는 것이 가장 중요하다. 가슴통증이 있거나 돌연사 위험

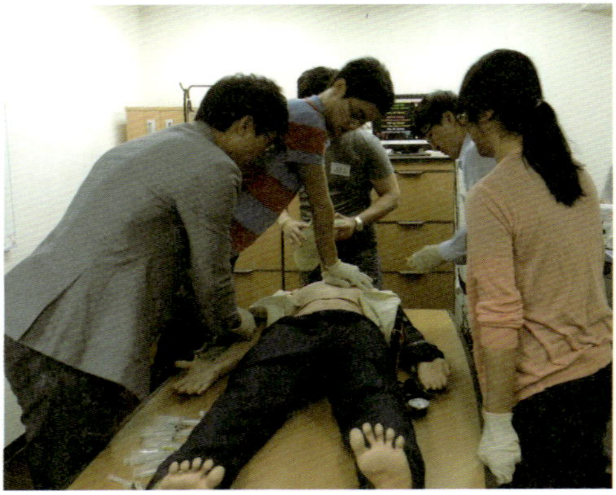

그림 17. 심폐 소생술을 훈련 받는 장면

인자가 있다면 병원을 방문하여 검사를 통해 진단을 받고 위험 인자에 대한 치료를 받도록 한다.

돌연사 상황에서는 순환과 호흡을 유지하도록 도와주는 심폐 소생술과 치명적인 부정맥을 없애기 위한 제세동이 가장 중요하다. 이때에는 시간이 바로 생명과 연결되는데, 혈액순환이 멈추고 그대로 10분 이상 경과하면 회복이 어렵거나 설령 회복이 되더라도 뇌가 심하게 손상되어 식물인간이나 뇌사 상태가 될 수 있다.

반면 5분 이내에 혈액순환을 도와 뇌에 산소를 공급해 주면 뇌손상을 최소화하면서 생명을 유지할 수 있다. 따라서 돌연사를 목격하면 바로 119에 신고하고, 응급 구조 인력이 도착

할 때까지 신속히 심폐 소생술을 시행하여야 한다.

국내의 심폐 소생술 시행률과 성공률은 다른 선진국에 비해 낮은 편이다. 최근 이에 대한 관심이 높아지면서 공공장소에 자동제세동기(치명적 부정맥을 치료하는 기기)의 설치 보급과 심폐 소생술 교육이 점차 확대되고 있다. 만약 가족이나 친구가 돌연사의 고위험군에 속해 있다면 심폐 소생술을 배우는 것도 필요하다(문의 : 대한심폐소생협회, 02-393-0533, http://www.kacpr.org).

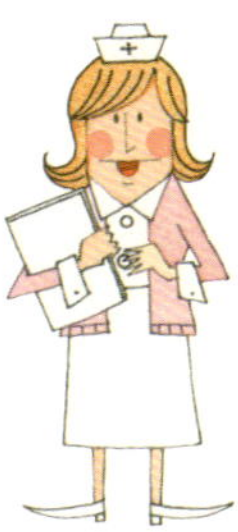

Hospital Memo

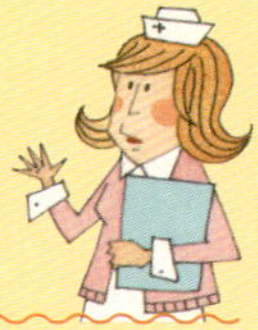

날씨와 돌연사의 상관관계

부정맥이나 심장 질환에 의한 돌연사의 발생 빈도는 일별·주별·계절별 변동을 보이는데, 신체적·정신적 스트레스가 비교적 많은 오전, 월요일 및 온도 변화가 심한 시기에 상대적으로 많이 발생한다. 갑자기 추워진 날 새벽 공기에 준비 없이 노출되는 경우 혈관이 갑자기 수축하여 심장과 혈관의 부담이 커지고 혈액순환 장애가 발생할 수 있으므로 주의해야 한다. 또한 아주 더운 날에도 탈수 등에 의한 심장 부담이 커지므로 무리한 활동을 자제해야 한다. 따라서 환절기나 아주 춥거나 더운 날에는 몸이 느끼는 온도 변화를 최소화할 수 있도록 충분한 준비 운동이 필요하며 운동량 및 운동 시간 조정이 필요하다.

스트레스가 돌연사에 미치는 영향

스트레스가 신체에 끼치는 영향을 정확히 파악하는 것은 어렵지만, 천재지변이나 전쟁 등의 극심한 스트레스 상황에서 부정맥이나 돌연사가 증가하는 것이 반복적으로 보고되는 등, 심한 신체적·정신적 스트레스가 돌연사를 유발할 수 있다고 본다. 전쟁 등의 극단적인 상황이 아닌 일상생활에서의 과로와 스트레스에 의해 돌연사가 발생할 수도 있으나 이런 경우에는 대부분 동반 질환이 있는 경우가 많으므로 한 개인에게 과로나 스트레스가 돌연사 발생에 얼마나 기여했는지를 객관적으로 평가하기는 어렵다.

돌연사를 예방하는 운동 습관

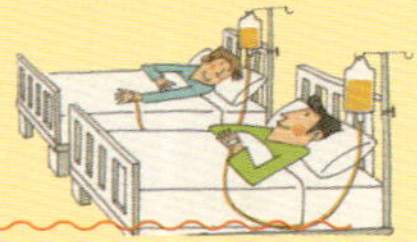

일반적으로 운동은 심장에 좋은 영향을 주지만, 과도하거나 급격한 운동은 오히려 해가 될 수 있다. 운동이 건강에 도움이 되도록 하려면 시간과 양을 정해 규칙적으로 하는 것이 중요하다. 특히 운동량을 늘릴 때에는 한꺼번에 많이 늘리지 말고 미리 1~2주 단위로 계획을 세워 점차적으로 늘리는 것이 좋다.

한 시간 이상 운동을 지속할 때에는 5~10분 정도 휴식 시간을 취하고, 운동 특성에 따라 땀을 많이 흘리면 수분을 보충하는 것도 잊지 말아야 한다. 무엇보다도 몸의 상태가 좋지 않거나 운동 중 불편한 증상이 발생할 때에는 운동을 멈추어 무리하지 않는 것이 중요하다.

아스피린이 돌연사에 미치는 영향

아스피린은 혈전의 발생을 방지하여 심근경색과 뇌졸중, 그리고 그로 인한 사망 위험을 줄여 준다고 알려져 있다. 따라서 허혈성 심장 질환이나 뇌졸중 등의 진단을 받은 환자는 아스피린을 복용해야 한다. 하지만 다른 혈전 예방약을 복용하고 있는 경우에는 출혈 합병증의 위험이 커지기 때문에, 스스로 판단하여 아스피린을 추가하는 것은 도움이 되지 않거나 출혈 위험만 높일 수 있다.

허혈성 심장 질환이나 뇌졸중이 없고 이런 질환에 대한 위험 인자만 있는 경우 아스피린의 역할은 아직까지 논란의 여지가 있다. 따라서 환자 개인별 질병 발생의 위험 정도와 출혈 합병증의 가능성을 따져 복용 여부를 판단하여야 한다.

07

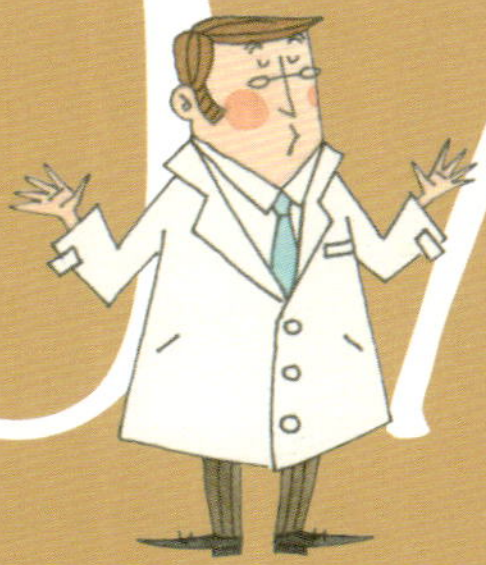

숨이 차고 몸이 붓는데, 심부전을 의심해야 할까?

심부전의 가장 흔한 증상은 호흡곤란이다. 초기에는 운동 시 호흡곤란으로 시작하는데 질병의 진행에 따라 점점 가벼운 운동에서도 호흡곤란이 나타나기 시작한다. 질병의 발생이 얼마나 갑작스럽게 나타나느냐에 따라 급성 심부전과 만성 심부전으로 나뉜다.

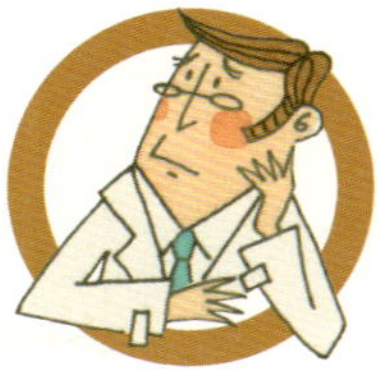

심부전에 대해 알아보자

심부전이란 여러 가지 원인에 의하여 몸이 필요로 하는 충분한 양의 혈액을 심장이 공급하지 못하는 상태를 일컫는다. 원인 질환에 따라 심부전이 발생되는 기전이 서로 다르고, 나타나는 주된 증상과 소견도 다르다. 심장 기능이 정상이었다 하더라도 빈혈, 갑상샘 기능 항진증, 부정맥 등의 질환이 오래 되면 심부전이 발생할 수 있다. 따라서 심부전의 치료는 심장 기능의 상태와 원인 질환에 따라 달라진다.

심부전은 얼마나 갑작스럽게 나타나느냐에 따라 급성 심부전과 만성 심부전으로 나뉜다. 또 두 개의 심실 중 주로 어느 쪽 심실의 이상으로 발생하느냐에 따라서 좌심부전과 우심부전으로 나뉜다.

Hospital Memo

좌심부전? 우심부전?

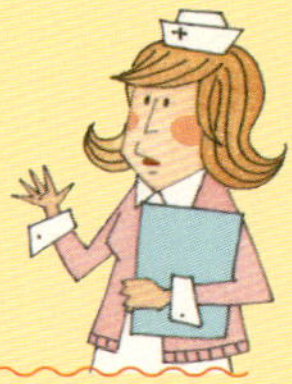

심부전은 심장의 어느 쪽 부위에서 문제가 발생했는지에 따라 우심부전(오른쪽 심장)과 좌심부전(왼쪽 심장)으로 나눌 수 있다.
왼쪽 심장은 폐에서 넘어온 혈액을 받아서 전신으로 보내 주는 역할을 한다. 좌심부전을 일으키는 주된 질환은 대동맥판 협착/대동맥판 부전/승모판 부전, 관상동맥 질환 등이다. 좌심부전 시에 나타나는 증상은 폐에서 넘어온 혈액이 전신 혈관으로 제대로 넘어가지 못하기 때문에 폐에 혈액이 정체되어서 나타나는 폐울혈에 의한 증상과 전신의 기관에 적절한 혈액량이 도달하지 못해서 나타나는 심박출량 감소에 의한 증상이 먼저 나타난다.
오른쪽 심장은 전신을 순환하고 돌아온 정맥혈을 받아서 폐로 보내 주는 역할을 한다. 우심부전을 일으키는 주된 질환인 폐동맥 색전증, 폐동맥 판막증 등은 우심실 기능 부전을 초래하므로, 전신 부종, 간 비대와 같은 전신적 울혈 증상은 심하지만 폐울혈에 의한 호흡곤란 증상은 심하지 않다.

심부전의 원인

심부전 증상이 나타났을 때는 원인 질환과 심부전 악화 요인을 고려하여 치료하여야 한다. 심장 기능을 저하시킨 원인 질환이 있더라도 잘 지내던 환자가 갑자기 심부전 증상을 보일 경우 원인을 찾아서 치료하는 것이 중요하다.

원인 질환

- 고혈압, 대동맥 판막협착증
- 판막 폐쇄 부전증
- 심실 내로의 혈류 유입 장애 : 승모판 협착증
- 심근 허혈에 의한 심장 기능 장애 : 협심증, 심근경색증
- 원발성 심장근육 질환 : 확장성 심근증, 비후성 심근증, 제한성 심근증

악화 요인

- 감염성 심내막염, 조절되지 않은 고혈압, 급성 심근경색증
- 감기 등의 각종 감염 질환
- 빈혈, 부정맥
- 갑상샘 기능 항진증
- 육체적·정신적 과로 등
- 임신

심부전의 증상에 대해 알아보자

심부전의 가장 흔한 증상인 호흡곤란은 폐울혈의 결과로 나타난다. 심부전 초기에는 운동 시 호흡곤란으로 시작하다가 질병이 진행함에 따라 차츰 가벼운 운동을 할 때에도 호흡곤란이 나타나기 시작한다. 자세에 따라 심장으로 돌아오는 혈액량에 차이가 있기 때문에 누운 자세에서 호흡곤란이 더 심해진다. 심부전이 악화되면 밤에 자다가 심한 호흡곤란이 생겨 잠이 깨는 발작성 야간 호흡곤란도 발생한다.

심박출량 감소에 의한 대표적인 증상으로 피로감이 빨리 오며, 관상동맥 질환이 있는 환자는 협심증 증상이 악화될 수 있고, 뇌동맥의 동맥경화가 흔한 노년층은 의식장애가 올 수도 있다.

전신 울혈에 의한 증상은 간 울혈에 의한 간 비대 및 복부 불편감, 다리 부종이 대표적이며, 소아는 피하 조직이 적은 부위, 즉 손등·발등·눈 주위에 부종이 나타난다.

부종의 흔한 원인

- 울혈성 심부전
- 간장 질환 : 간경변, 문맥 고혈압
- 신장 질환 : 신증후군, 만성 신부전, 사구체 신염

Hospital Memo

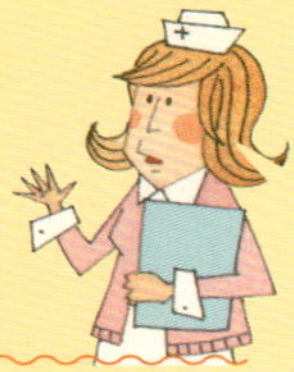

기운이 없다면 심장병을 의심해야 할까?

피로나 기운 없는 현상이 심부전증의 특징적인 증상 중의 하나이기는 하지만 단순히 피곤하다고 해서 모두 심부전이라고 할 수는 없다. 기운이 없으면서 호흡곤란이나 부종 같은 심부전 증상이 동반된 경우에는 심부전을 의심하고 평가해야 하지만, 단순히 피로감만 있다면 다른 전신 질환을 우선적으로 의심해야 한다.

심부전 환자가 쉽게 피곤해지는 원인은 다양하다. 심박출량 감소 이외에도 말초 근육과 혈관의 이상, 신경 내분비계 이상, 우울증, 치료 약물의 부작용, 수면 장애, 다른 동반된 질환 등 때문에 쉬 피로해질 수 있다.

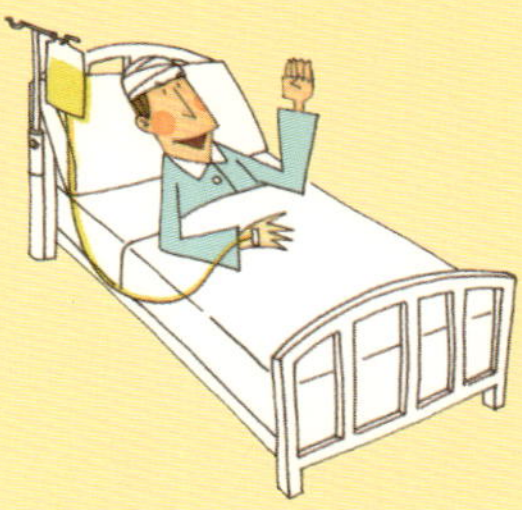

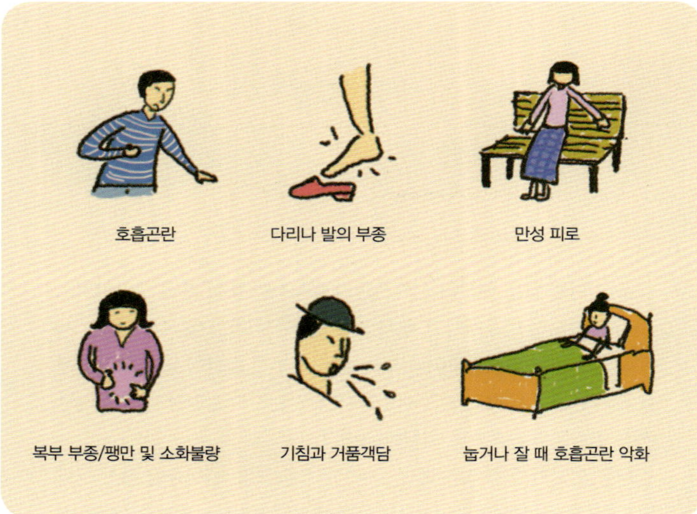

그림 18. 심부전의 증상

- **약물** : 칼슘 차단제, 스테로이드 등
- **다른 원인들** : 정맥/림프관 폐쇄, 정맥류, 특발성 부종/맥관 부종, 연조직염, 점액 부종

심부전의 진단

심부전은 1차적으로 환자의 증상과 신체 검진 소견을 통해 의심하고 진단을 위한 검사를 진행한다.

Hospital Memo

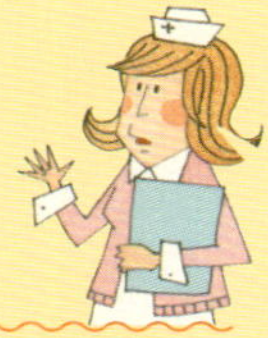

심근경색과 심부전의 관계

관상동맥 질환(협심증, 심근경색증)은 심부전의 가장 흔한 원인이지만, 일부 환자들에서는 관상동맥 질환이 심해도 증상이 전혀 없는 경우가 있다. 특히 당뇨병이 있으면 심근 허혈로 인한 증상이 전혀 나타나지 않는 경우도 있는데, 증상 유무와는 관계없이 심근경색증은 심부전을 유발하거나 악화시킨다. 또한 판막 질환이나 1차적 심장근육 질환은 심부전을 유발시키나 대부분의 경우 오랜 시간에 걸쳐 서서히 진행하므로 증상 없이 심장 기능이 저하될 수 있다. 일부 선천성 심장 질환 환자들은 성년기에 심부전이 발생하는데, 동맥관개존증이나 심방중격 결손증 등의 선천성 심장 환자들은 심부전이 발생한 뒤에 비로소 알게 되는 경우도 있다.

자고 일어나면 얼굴(손, 발)이 붓는데 심부전일까?

부종은 심부전 환자에서 처음으로 나타나는 임상 증상이나 징후일 수 있다. 그런데 이런 부종이 현저히 나타나기 위해서는 적어도 5L 이상의 수분이 체내에 저류되어야 한다. 일단 환자 본인이 알아차리거나 의사에 의해 부종이 발견되면 철저한 문진과 신체 검진을 통해 심부전과 그 외 요인에 대한 감별 진단을 시도하여 심부전의 잠정적인 진단을 이끌어내고, 심장 기능 장애의 종류를 알아내기 위해 다음 단계의 진단적 검사들을 시행하여야 한다. 그러나 부종이 있다고 모두 심부전은 아니며 심장병 외의 다른 원인도 많기 때문에 원인 질환을 찾아 적절히 치료하는 것이 중요하다.

기본적으로 심전도와 흉부 X선 촬영(그림 19)을 하고 원인 질환이나 심부전을 악화시킨 원인을 찾기 위해 혈액검사 및 심장 초음파검사(그림 20)를 시행한다. 이런 기본적인 검사 외에 심부전을 발생시키거나 악화시키는 원인에 따라 다양한 검사를 시행한다.

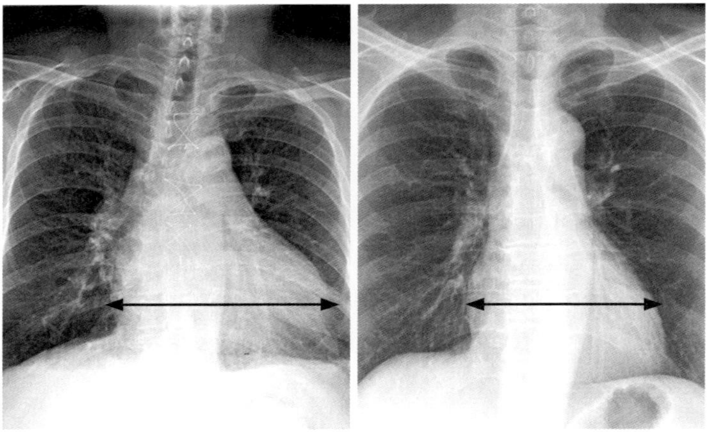

그림 19. 흉부 X선 촬영상의 심비대 소견.
심부전 환자(왼쪽)는 정상인(오른쪽)에 비해 심장 음영의 크기(화살표)가 더 크다.

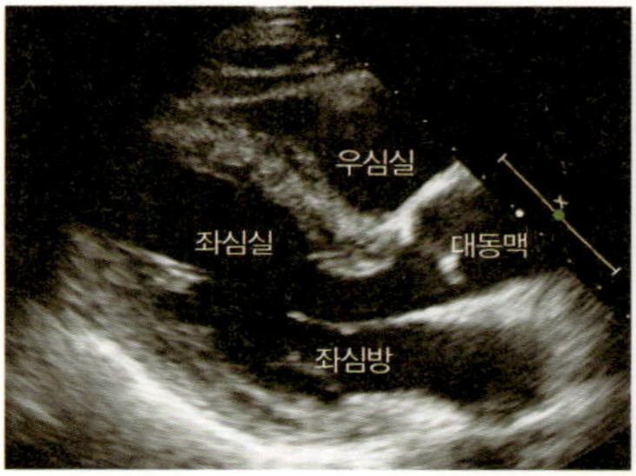

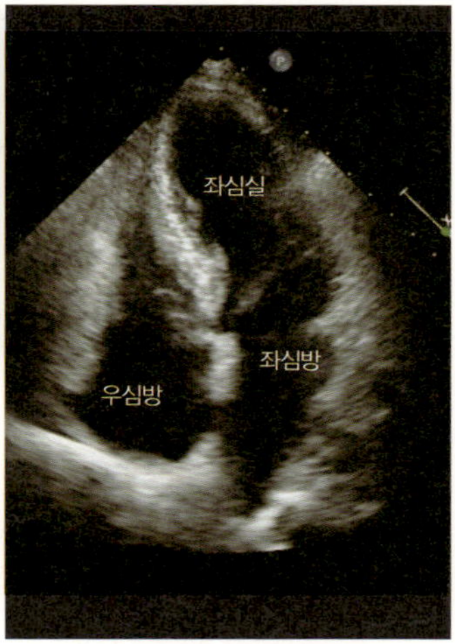

그림 20. 심장 초음파검사 소견
심장 초음파검사는 초음파를 이용하여 심장을 직접 관찰하는 검사로, 다양한 각도 및 위치에서 심장의 형태와 기능을 평가할 수 있어 선천성 심장질환, 판막 질환 또는 심부전 여부 등을 평가하기 위해 시행되는 매우 정확한 검사이다.

Hospital Memo

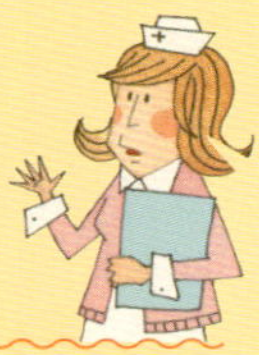

가슴 X선 사진에서 심장이 커져 있다는데, 심부전일까?

단순 X선 검사는 심장의 상태를 대략적으로 나타내는 검사이지 정밀한 검사는 아니다. 따라서 단순 X선 검사에서 심장이 커진 소견이 있다면 실제로 심장이 커져 있는지를 정밀 검사를 통해 확인하는 것이 중요하다.

일반적으로 흉부 X선 검사 결과 심장이 커져 있다면 심장 초음파검사를 하여 심장이 커진 정도와 원인을 평가한다.

08

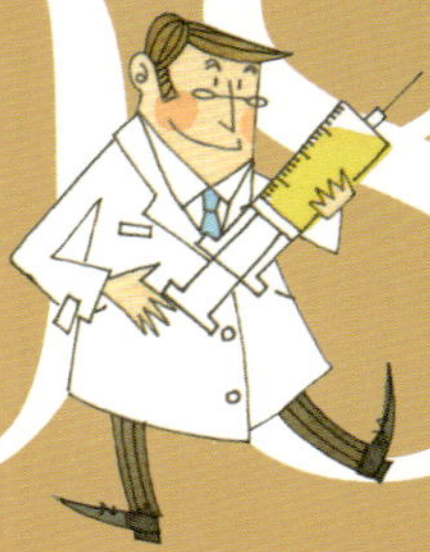

심부전의 치료법과 관리법

심부전 치료는 원인 질환에 대한 치료, 악화 요인의 제거 및 울혈성 심부전 상태에 대한 치료로 진행된다. 이러한 치료뿐만 아니라 본인의 생활 습관 개선에 대한 노력도 중요하다.

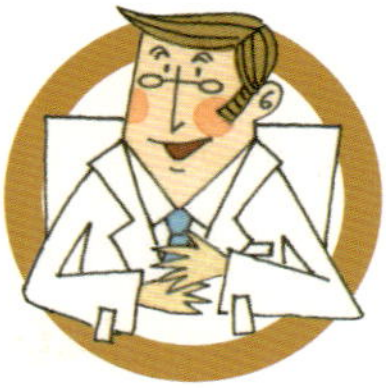

악화 요인의 제거

심부전의 악화 요인을 치료해 주는 것만으로도 심부전 증상이 호전될 수 있다. 악화 요인 중 육체적·정신적 긴장이나 과음·과식과 같은 요인은 생활 습관 중에서 주의를 해서 조절할 수 있는 부분이므로, 본인의 노력이 중요하다.

울혈성 심부전 상태에 대한 치료

1. 저염식, 이뇨제, 정맥 혈관 확장제를 사용함으로써 심장으로 들어오는 혈액의 양을 줄여 준다. 심장근육은 적당하게 늘어났을 때 가장 강력한 수축력을 발휘한다. 그러나 심장으로 들어오는 혈액의 양이 너무 많은 경우에는 심장근육이 과도

하게 늘어나 수축력이 약해진다. 심근 수축력이 약해지면 심장 내로 들어온 혈액을 짜내지 못해 혈액이 심장 내에 고이게 되고 이 고여 있는 혈액은 그 뒤에 들어오는 혈액과 합쳐져 심장을 더욱 확장시키는 악순환이 발생하게 된다. 저염식과 이뇨제를 이용하여 심장으로 들어오는 혈액의 양을 줄여 주면 이런 악순환의 고리를 선순환으로 호전시킨다.

2. 혈압을 낮추어 준다

여러 가지 종류의 혈관 확장제를 이용하여 혈압을 낮추어 주면 심장이 적은 힘으로도 혈액을 짜낼 수 있기 때문에 심부전 증상을 개선시킬 수 있다. 일반적으로 혈압약이라고 알려진 약제를 심부전 환자에게 사용하는 것은 단순히 혈압을 낮추기 위해서가 아니라 1차적으로 심장의 부담을 줄이기 위해서이다.

3. 심근 수축력을 증강시킨다

심근 자체의 수축력을 호전시켜 주는 약을 처방하여 심부전 증상을 개선시킨다.

원인 질환에 대한 치료

심부전을 일으키는 근본 질환(판막 질환, 관상동맥 질환 등)이 있는 경우에는 이에 대한 치료를 먼저 해 주는 것이 가장 중요하다. 판막 질환은 판막 성형술이나 판막 대치술로 치료할 수 있고, 관상동맥 질환은 경피적 관동맥 성형술이나 관상동맥 우회술로 치료할 수 있다.

원인 질환에 대한 치료가 불가능한 경우에는 악화 요인의 제거와 증상에 대한 치료가 주를 이룬다. 이러한 치료를 했는데도 환자 상태가 호전되지 않아 환자 여명이 6개월에서 1년 정도밖에 남지 않았다고 판단되는 경우에는 심장 이식 수술을 심각하게 고려해 볼 수 있다.

Hospital Memo

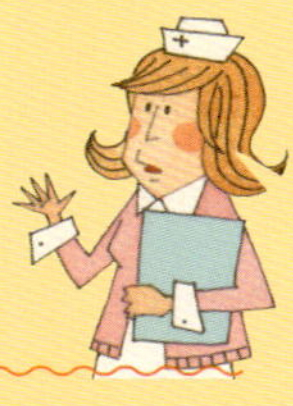

심부전이고 혈압은 정상인데 왜 혈압약을 주나?

대부분의 심장약은 혈압을 낮추는 효과가 있다. 따라서 일반적으로 혈압약으로 불리는 여러 약제들을 혈압을 낮추는 효과가 아니라 심장 기능을 보호하고 개선시키는 효과를 얻기 위해 처방하게 된다. 물론 혈압이 높은 환자는 혈압도 낮추게 되지만 투약의 1차 목표는 심장 기능을 개선하기 위함이다.

Hospital Memo

심부전으로 약물치료 중인데 기침이 계속 나요.

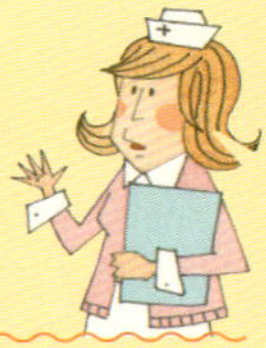

심부전 환자에게 많이 사용되는 약제 중에 ACE 저해제라는 약물은 일부 환자에서 마른 기침을 유발한다. 심부전 환자가 계속 기침을 하는 경우에는 심부전 악화에 의한 증상인지 약제에 의한 현상인지를 감별해야 하며, 약제에 의한 기침으로 의심되는 경우에는 다른 계통의 약제로 바꾸면 기침은 바로 호전된다.

심부전에 좋은 음식

사실 심부전에 특별히 좋은 음식은 없다. 그러나 아래와 같은 사항을 지키면 좋다.

❶ 부종을 줄이기 위해 염분 양을 줄이고 1일 3L 이상의 수분 섭취는 피한다.

❷ 소량씩 1일 5~6회 나누어 식사를 한다.

❸ 음식은 부드럽고 다진 상태로 섭취하여 속쓰림과 복부 팽만, 가스 발생 등을 줄인다.

심부전 환자가 사우나를 하거나 찜질방에 가도 되나요?

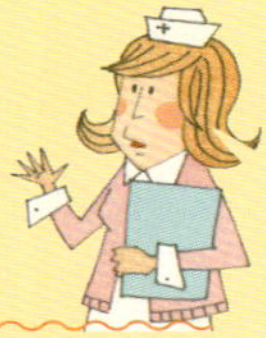

심부전증 환자들에게 뜨거운 목욕이나 사우나는 금기시되어 왔다. 그러나 최근 이런 상식을 뒤집는 연구 결과가 속속 발표되고 있는데, 너무 뜨겁거나 심하지 않은 사우나는 오히려 심장 기능에 도움을 준다는 것이다. 그러나 사우나를 통해 건강이 좋아지려면 반드시 적절한 온도와 시간을 지켜야 하고 충분한 수분을 섭취해야 한다.

사우나 내부의 평균 온도는 섭씨 60도 이하를 유지해야 하며 80도 이상이면 오히려 역효과를 낼 수 있으므로 주의해야 한다. 사우나 시간도 15분 이내로 해야 하고 사우나 뒤에는 체온이 급격이 낮아지지 않도록 수건으로 몸을 보온해야 한다. 사우나를 하는 동안에는 땀으로 빼앗겼던 수분 보충을 위해 물도 충분히 마셔야 한다.

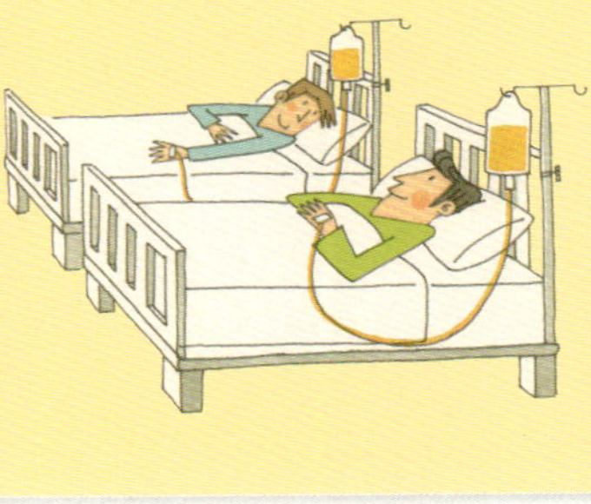

심부전의 예후가 궁금해요

심부전증이라고 해서 예후가 모두 절망적인 것은 아니다. 심부전증의 원인 질환에 따라 치료를 하면 증상이 좋아지는 것은 물론 완치가 가능한 경우도 있다.

또한 임신과 관련하여 발생하는 심부전증이나 급성 심근염에서 나타나는 심부전증은 초기에 증상이 심하더라도 시간이 지나면서 완전히 정상으로 회복되는 경우도 있다.

그러나 일반적으로 심부전증은 원인이 불명확한 경우가 많으며, 원인을 찾았다 하더라도 이미 다시 돌이킬 수 없을 정도로 심근이 손상되어 정상화하기 어려운 경우가 많다.

각 개인의 예후를 예측하기는 어려우나 심부전의 증상이 심할수록 예후는 불량하여 중증 심부전 환자의 연간 사망률은 30~80%, 중등증 심부전 환자의 경우는 20~30%, 경증 심부전 환자의 경우는 10% 정도이다.

그러나 최근 심부전 치료의 발달에 따라 심부전 환자의 예후가 점진적으로 호전되고 있다.

Hospital Memo

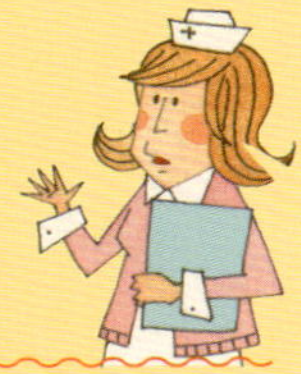

심부전으로 갑자기 사망할 수 있나요?

심부전증으로 사망하는 환자의 약 40%가 예기치 않게 부정맥이 발생하여 갑자기 사망한다. 심장 기능이 저하된 상태에서 심실성 빈맥이 나타나면 치명적일 수 있다. 심부전 환자에서 가장 크게 문제가 되는 부정맥은 심방세동과 심실성 부정맥인데, 심방세동은 심부전의 급성 악화와 혈전색전성 합병증과 관계가 많고 심실성 부정맥은 돌연사와 밀접한 관계가 있다.

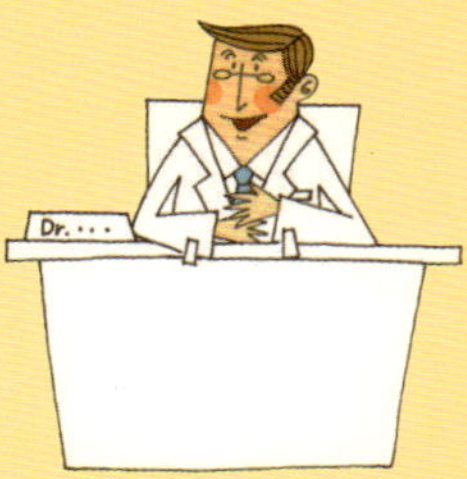

09

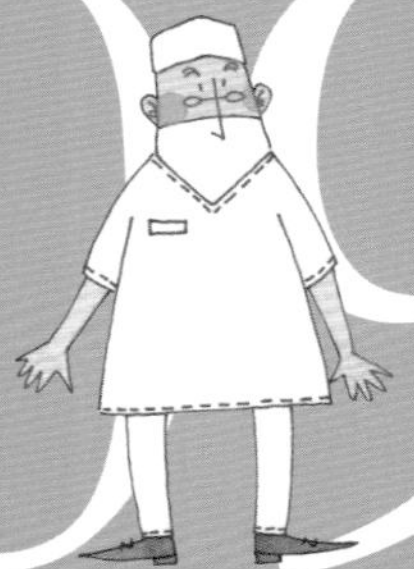

심장이 두근두근, 부정맥인가?

정상인의 맥박은 분당 60~100회로, 운동, 빈혈, 고열이나 커피 섭취, 흡연, 음주에 의해서도 맥이 빨라질 수 있다. 심장이 두근두근하는 경우, 심장 기능 이상에 의한 2차적인 현상인지, 부정맥이 생긴 것인지, 아니면 생리적인 현상인지를 감별하는 것이 중요하다.

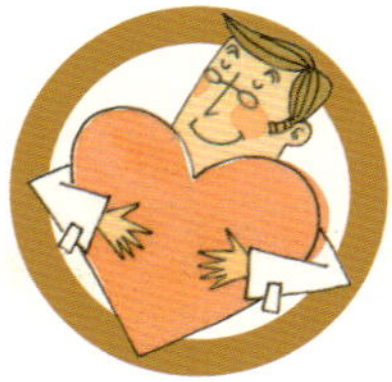

부정맥에 대해 알아보자

심장근육이 수축하여 온몸에 혈액을 공급하기 위해서는 지속적이고 반복적으로 전기 신호가 발생되어야 한다. 심장 내에는 스스로 규칙적인 전기 신호를 만들고 이를 심장 전체에 전달하는 전기 전달 시스템(그림 21)이 있다. 이런 시스템의 변화나 기능에 이상이 생기면 불규칙하거나 비정상적인 심장박동이 발생하게 되는데 이를 부정맥이라고 한다.

따라서 부정맥은 매우 다양한 맥박 이상을 포괄적으로 칭하는 진단이고, 맥박은 규칙적이기도 하고 불규칙적이기도 하며, 맥박수도 정상일 수도 있고, 빠르거나 느릴 수도 있다.

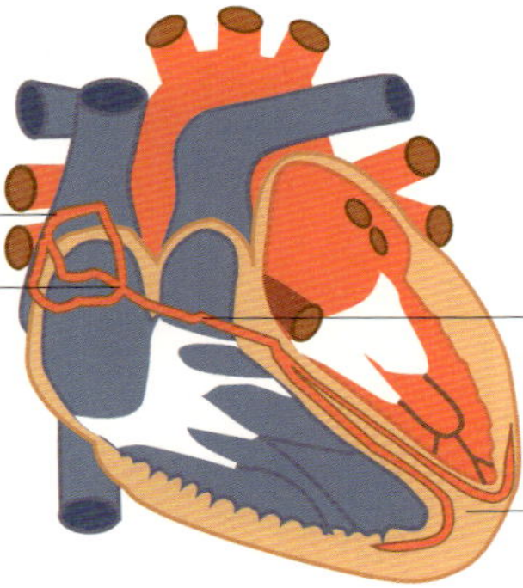

그림 21. 심장 내 전기 전달 시스템

부정맥의 원인은 무엇일까?

대부분의 부정맥은 원인 질환이 있으나 특별한 질환 없이 발생하기도 한다. 부정맥은 원인에 따라 예후나 치료가 달라지므로 발생 원인을 아는 것이 매우 중요하다. 부정맥의 원인들로는 다음과 같은 것들이 있으며 운동, 커피, 흡연, 흥분, 알코올 등의 유발 원인에 의해 더욱 쉽게 발생한다.

- 심장 질환 : 관상동맥 질환, 류마티스성 심장병, 선천성 심장병
- 폐질환 : 폐색전증, 만성 폐쇄성 폐질환
- 자율신경계 이상
- 전신 질환 : 갑상샘 기능 항진증, 빈혈, 고열

Hospital Memo

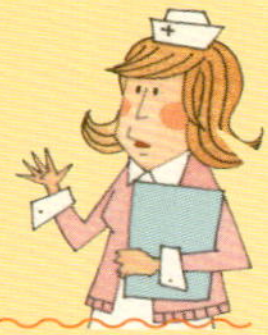

맥이 느리다고 하는데 부정맥인가요?

정상인의 맥박은 분당 60~100회인데 분당 심장박동수가 60회 미만으로 떨어지면 느린맥 혹은 서맥이라고 한다. 운동을 많이 한 사람이나 혈압약, 심장약을 복용 중인 사람들에게 나타나는 동성 서맥은 대개 치료가 필요하지 않다. 다만 맥박이 아주 느려 증상이 발생하는 경우(어지러움, 실신)에는 치료가 필요하다.

가끔 맥이 건너뛰는데 부정맥인가요?

정상인의 심장은 하루에 약 10만 번가량 박동을 한다. 이 중에 가끔 맥이 건너뛰는 경우는 대개 치료가 필요 없는 심방 조기 박동(그림 22), 혹은 심실 조기 박동이라고 하는 경한 부정맥이다. 정상인들에게도 많이 나타나는 현상이므로 빈도가 아주 많거나 심한 증상을 유발하지 않는다면 치료할 필요는 없다.

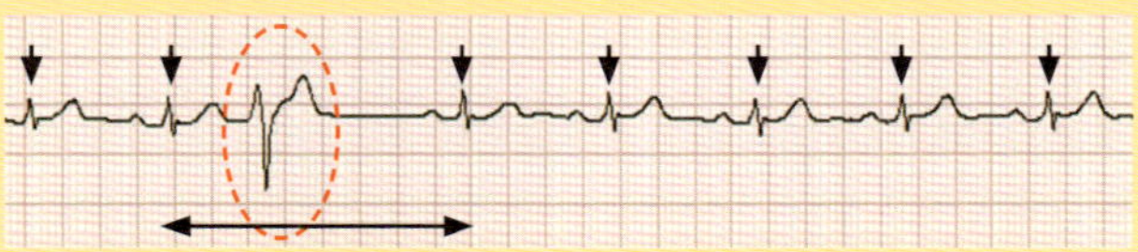

그림 22. 심실 조기 박동 심전도 소견.
규칙적인 정상 심장박동(화살표)에 비해 이른 시기에 심실조기 박동이 발생하면 정상 박동 사이의 간격이 길어져 환자는 심장박동이 건너뛴다고 느끼게 된다.

- 약물 중독 : 디지털리스 제제, 항부정맥제
- 전해질 대사 이상 : 저칼륨 혈증, 고칼륨 혈증

부정맥의 증상

부정맥은 증상이 없을 수도 있지만 가슴 두근거림, 현기증, 실신, 운동 시 호흡곤란, 가슴통증 등의 증상이 나타날 수 있다. 가슴 두근거림은 심계항진이라고도 하는데, 이는 스스로 심장박동을 의식하는 경우를 말하며 심장박동의 불규칙성이나 심장 수축력의 변동으로 나타난다. 부정맥은 정신적 긴장, 흥분, 커피, 흡연, 과음, 피로, 약물 등으로 유발되거나 악화될 수 있다.

심한 현기증, 실신, 운동 시 호흡곤란, 가슴통증 등의 증상이 동반된 부정맥은 반드시 의사와 상담해야 한다. 가슴 두근거림이 수초 이내로 잠깐 느껴지면 병원에 갈 필요가 없지만 가슴 두근거리는 증상이 계속되면서 현기증이 동반되면 반드시 병원에 가야 한다.

Hospital Memo

스트레스를 받으면 가슴이 뛰는데 부정맥인가요?

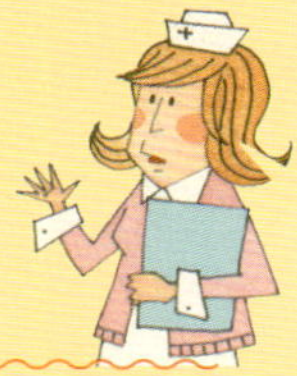

모든 사람은 흥분하거나 스트레스를 받게 되면 심장이 빠르게 뛰는데 이는 동성 빈맥이라고 일컫는 정상 반응이다. 흥분, 스트레스 이외에 불안, 운동, 빈혈, 고열 등에 의해서도 심장이 빠르게 뛸 수 있고, 커피 등 카페인이 많은 음식을 섭취한 후에도 맥이 빨라질 수 있다. 대부분 서서히 시작하고 맥이 아주 빠르지는 않으며 시간이 지나면서 서서히 회복되고 원인이 해소되면 발생하지 않는 특징이 있다. 정상 반응이므로 특별한 치료는 필요 없다.

고혈압과 협심증을 치료 받는 중에 맥이 느리다면

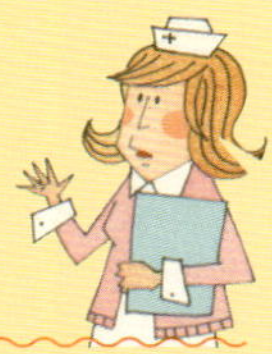

혈압약, 심장약을 복용 중인 사람들에게 동성 서맥이 나타나기도 한다. 이는 혈압약이나 협심증약 중에 맥을 느리게 하는 약이 포함되는 경우가 많기 때문이다. 대개는 치료가 필요 없지만 현기증, 실신 등의 증상이 있는 경우에는 반드시 의사와 상담하여 원인을 찾아 치료해야 한다.

Hospital Memo

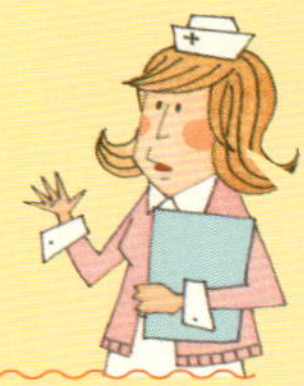

부정맥과 뇌졸중의 관계

대개의 부정맥은 뇌졸중과는 큰 관련이 없다. 하지만 노인들에게 흔히 나타나는 부정맥인 심방세동은 뇌졸중 발생 위험을 증가시킨다. 심방세동은 가장 흔한 부정맥 중 하나로 심장이 무질서하게 박동하는 부정맥이다. 우리나라 통계에 따르면 60세 이상의 2%가 이 질환이 있다고 한다. 따라서 심방세동의 경우는 뇌졸중 예방을 위한 치료가 필요하다.

부정맥이 심해지면 협심증이 생길까?

부정맥이 심해진다고 협심증이 생기지 않는다. 오히려 협심증을 적절히 치료하지 않으면 부정맥이 발생할 수 있다. 즉 협심증은 부정맥의 여러 원인 중 하나이다.

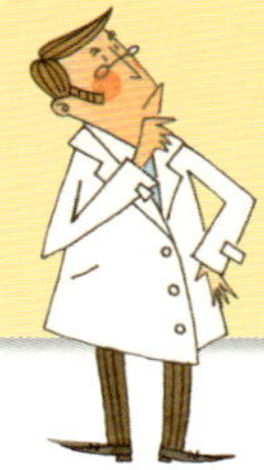

Hospital Memo

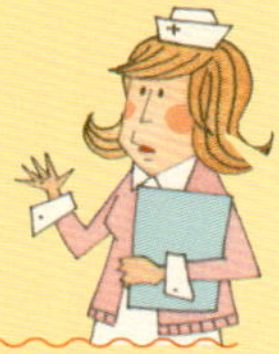

어지럼증의 원인, 부정맥인가요?

어지러움의 원인 중 하나가 부정맥일 수 있다. 특히 가슴 두근거림 증상이 동반되거나 맥이 건너뛰는 증상이 동반되면서 어지러운 증상이 발생한다면 부정맥 질환이 의심이 되니 전문의의 진료를 받아야 한다.

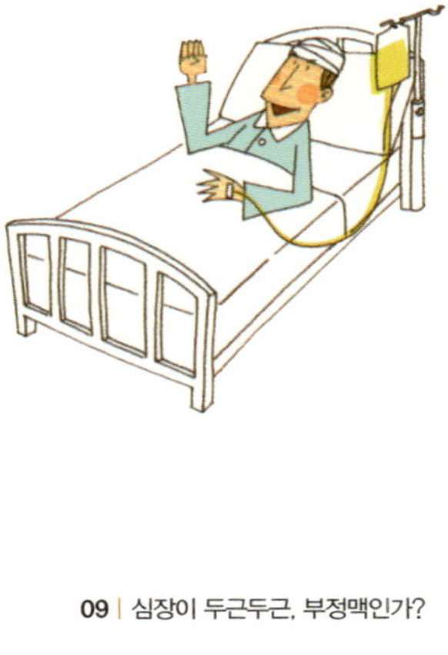

10

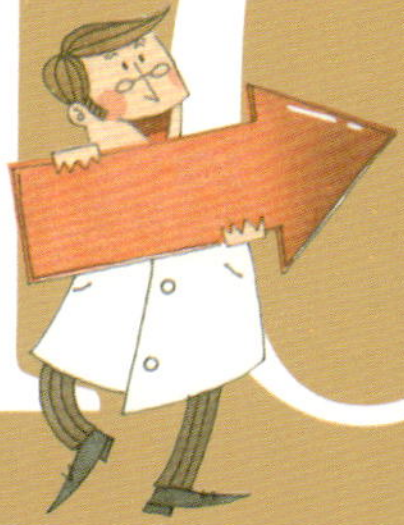

부정맥 검사는 어떻게 할까?

부정맥을 진단하려면 먼저 심전도 검사를 해야 하며, 이후 필요에 따라 활동 심전도, 운동 부하 심전도, 심장 전기 생리 검사 등의 특수 검사를 한다. 이러한 검사는 병력 조사와 신체 검진 뒤에 시행되며 환자의 전신 상태와 심장 기능에 대한 검사도 함께 진행된다.

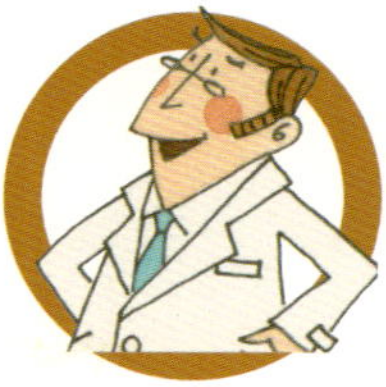

부정맥을 진단하는 검사 방법

부정맥의 진단은 병력조사와 신체 검진 뒤 표준 12유도 심전도 검사를 시행하며, 이후에 필요하면 활동 심전도(홀터 기록), 운동 부하 심전도, 심장 전기 생리 검사 등의 특수 검사를 한다.

부정맥에 따라서는 심장 기능에 관계없이 위험할 수도 있으나 대부분의 부정맥은 심장 기능에 따라 위험도가 달라지므로 부정맥을 진단할 때 환자의 전신 상태와 심장 기능에 대해서도 함께 검사한다.

표준 12유도 심전도

체표면을 통하여 심장의 전기적 신호를 기록하는 가장 기본적인 검사이다(그림 23). 대략 10초 정도의 시간 동안 관찰한

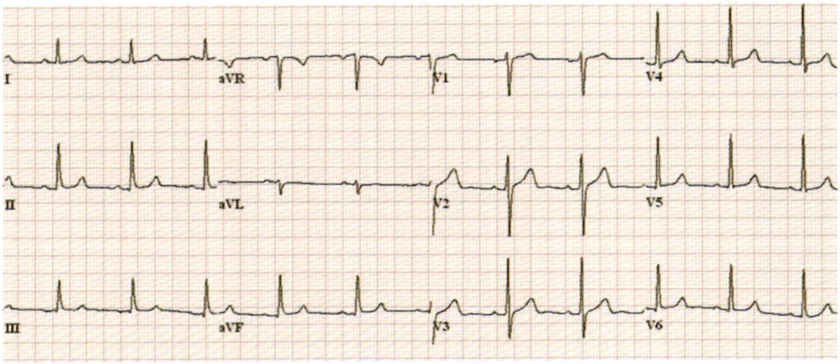

그림 23. 정상 심전도 소견

심전도를 분석한다. 경우에 따라서는 30초에서 1분간 길게 관찰하는 경우도 있다.

발작성 부정맥 혹은 일시적인 부정맥인 경우 표준 심전도 검사가 정상이라고 해서 부정맥이 없다고 할 수 없으므로, 부정맥이 발생했을 당시의 심전도를 확인하는 것이 부정맥 진단에 매우 중요하다.

활동 심전도

환자가 일상생활을 하면서 심전도를 기록하는 검사법으로 환자의 가슴에 전극을 부착한 뒤 휴대용 기록기에 연결하여 24시간 심전도를 기록하여 분석하게 된다. 환자는 검사 중 일기에 시간, 활동 종류, 증상을 정확히 기록함으로써 증상과 부정맥의 관련성을 진단할 수 있다.

증상이 1~2주에 한 번 나타나는 환자에게는 증상이 있을 때만 심전도를 기록하는 사건 기록 심전도를 이용하며, 증상이 매우 드물게 나타나는 환자에게는 체내 삽입형 사건 기록 심전도(12~18개월간 기록)를 사용할 수도 있다.

운동 부하 심전도

운동 부하 심전도는 주로 협심증 진단에 이용되나 부정맥 진단에도 이용한다. 운동은 교감신경을 흥분시키고 심근 허혈을 발생시키며 심박동수를 증가시켜 이들 기전에 의해 발생되는 부정맥의 진단에 매우 효과적이다.

운동으로 유발되는 실신, 심계항진 등의 증상이 있을 때는 운동 부하 심전도를 실시하여 이들 증상과 부정맥의 관련성 여부를 진단하며, 적절한 치료약의 선택에 많은 도움을 받을 수 있다.

기립 경사 검사

심장병이 없는 환자가 반복적으로 실신할 때 실신의 원인을 진단하기 위하여 기립 경사 검사를 실시한다. 환자를 60~80도의 경사진 테이블에 10~20분 정도 세워서 실신을 유발하고

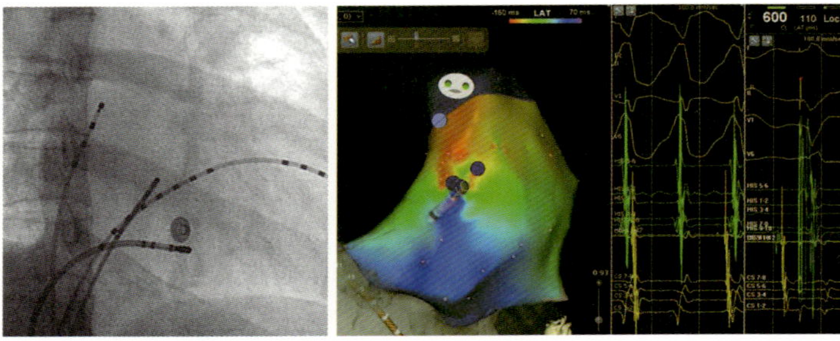

그림 24. 심장전기 생리검사 및 3차원 매핑 시스템(mapping system)을 이용한 전극도자 절제술

이때 혈압, 심전도를 감시하면서 저혈압, 느린맥, 심정지 등이 발생하는지를 평가한다.

심장 전기 생리 검사

심장 전기 생리 검사는 여러 개의 전극도자를 대퇴 정맥이나 동맥을 통하여 우심방, 관정맥동, 우심실 등의 심장 내 여러 부위에 위치시킨 뒤 이들 부위에서 전기도를 기록하면서 필요한 경우 프로그램된 전기 자극을 주고 이에 대한 반응을 관찰하는 검사이다(그림 24).

다른 검사들은 외래에서 시행하지만 이 검사는 입원한 상태에서 시행하며 부정맥의 발생 기전과 발생 부위를 정확히 진단할 수 있는 검사이다.

심장 전기 생리 검사에서 부정맥의 기전이나 부정맥을 유발하는 부위를 파악하게 되면, 전극도자 절제술로 부정맥에 대한 치료도 같이 시행할 수 있다.

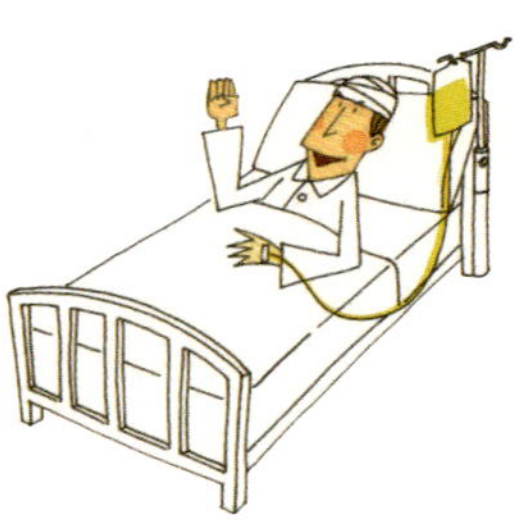

11

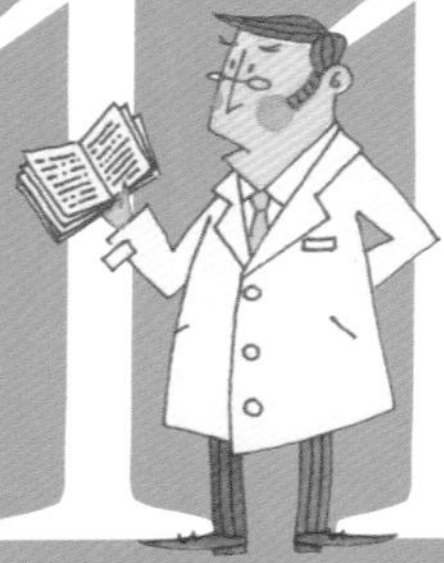

부정맥의 치료와 관리 방법

부정맥의 치료 방법으로는 약물치료, 전기적 심율동 전환, 전극도자 절제술, 심장 박동기, 삽입형 제세동기, 외과 수술 등이 있다. 부정맥이 진단되면 이러한 치료가 필요한지 여부를 정확히 판단하는 것이 가장 중요하며, 대부분의 부정맥은 효과적으로 치료될 수 있다.

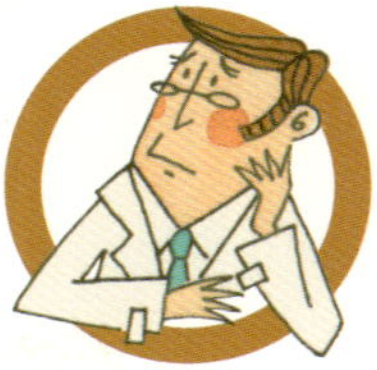

부정맥의 치료 방법

증상이 심하거나 부정맥의 예후가 나쁜 경우, 또는 돌연 심장사의 위험이 있는 부정맥은 치료를 해야 한다. 부정맥은 약물치료(항부정맥제), 전기적 심율동전환, 전극도자 절제술, 심장 박동기, 삽입형 제세동기, 외과 수술 등으로 치료를 한다. 최근 심장 전기 생리 검사의 발전으로 부정맥을 더욱 정확히 진단하고 효과적으로 치료할 수 있게 되었다.

항부정맥제

항부정맥제는 심장의 이온 통로에 주로 작용하여 부정맥의 발생을 억제한다. 항부정맥제는 비약물치료보다 사용이 편리하고 치료비가 싸고 위험성이 낮은 장점이 있으나, 장기간 투약하여야 하며, 부정맥 유발 작용 같은 부작용을 일으킬 수 있는 단점이 있다.

전기적 심율동 전환

심장 부위의 체표면에 위치한 전극판을 통한 직류 전기 충격으로 심장 조직을 일시에 탈분극시켜 부정맥을 정상 율동으로 전환시킨다. 심율동 전환은 약물치료에 효과가 없는 경우에 사용한다.

전극도자 절제술

심장 전기 생리 검사에 의해 빈맥의 발생 기전과 발생 부위를 진단한 뒤, 전극도자를 통하여 라디오 주파 전류를 빈맥의 발생 부위에 투여하여 조직을 괴사시키거나 파괴시켜 부정맥을 치료한다. 전극도자 절제술은 성공률이 90% 이상으로 매우 효과적이며 안전성도 높아 약물치료에 효과가 없거나, 장기적인 약물복용을 견디기 어려운 환자들에게 사용한다.

심장 박동기

병적으로 느린 서맥을 치료할 때에 사용한다. 심장 박동기(그림 25)는 심박 발생기와 전극선의 두 부분으로 되어 있으며 심박 발생기는 가슴 상부에 매몰하고 전극선은 쇄골 하정맥을 통하여 심장 내에 위치시키고 심박 발생기와 연결한다. 최근에는 기술이 발전하여 무게도 20~30g으로 가벼워졌고, 리튬을 전원으로 사용하여 전원 수명을 7~13년 정도로 연장시켰으며, 외부에서 프로그램이 가능하여 필요하면 심박동수나 출력 등을 조절할 수 있다.

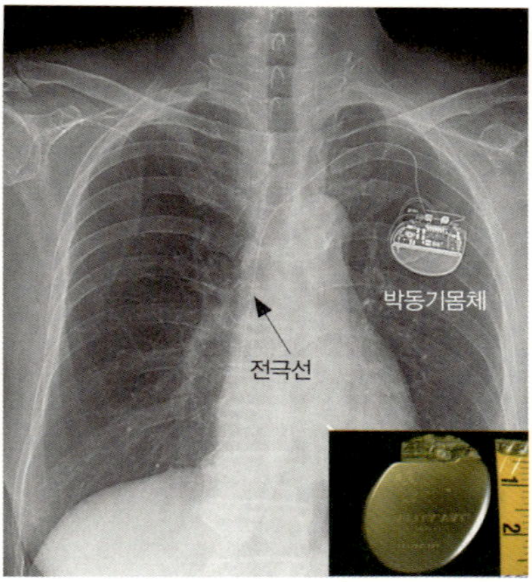

그림 25. 심장 박동기

삽입형 제세동기

삽입형 제세동기(그림 26)는 일시적이거나 가역적 원인이 아닌 심실 빈맥이나 심실세동에 의한 돌연 심장사에서 소생한 환자나 돌연 심장사할 위험이 있는 환자에게 사용한다. 최근 삽입형 제세동기의 기능이 다양해지면서 크기도 작아져 심장 박동기처럼 가슴 상부에 매몰하며 전원 수명은 전류 방출 횟수에 따라 다르나 약 5~9년 지속된다.

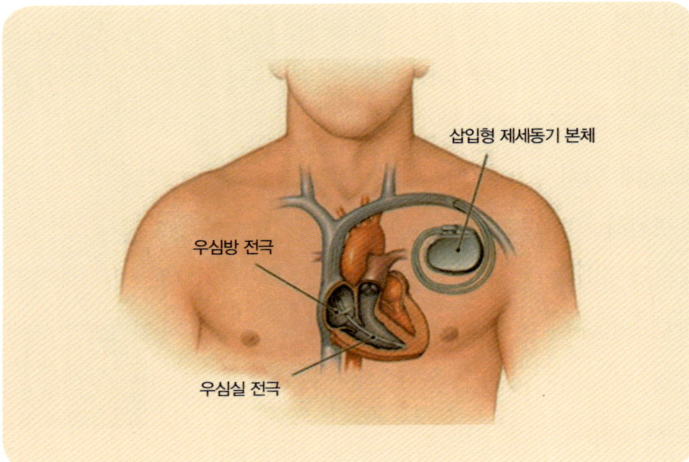

그림 26. 삽입형 제세동기

외과 수술

항부정맥제나 전극도자 절제술로 치료가 안 되는 환자들은 외과 수술을 하기도 한다.

부정맥에 도움이 되는 생활 습관

대부분의 부정맥은 일상 생활 습관과 큰 연관이 없고 가벼운 운동은 문제가 되지 않는다. 술과 카페인이 많이 포함된 음료를 섭취한 후에는 부정맥이 악화되는 경우가 있으므로 자신의 부정맥이 이런 음식과 연관이 있으면 피하는 것이 좋다.

부정맥의 치료와 예후

경미한 부정맥 환자는 입원할 필요 없이 외래에서 관찰하거나 항부정맥제를 사용하여 치료한다. 전기적 심율동 전환, 전극도자 절제술, 심장 박동기, 삽입형 제세동기로 치료하려면 입원하여 치료를 받아야 한다.

부정맥의 예후는 부정맥의 종류와 좌심실 기능에 따라 달라진다. 좌심실 기능이 감소하면 가벼운 부정맥일지라도 좌심실 기능이 정상인 환자에서의 다른 부정맥보다 더욱 위험할 수도 있다. 따라서 부정맥 환자의 예후를 좋게 하기 위해서는 부정맥의 치료 외에도 유발 원인들을 피해야 하며, 원인 질환뿐만 아니라 좌심실 기능에 대한 치료도 함께 해야 한다.

12

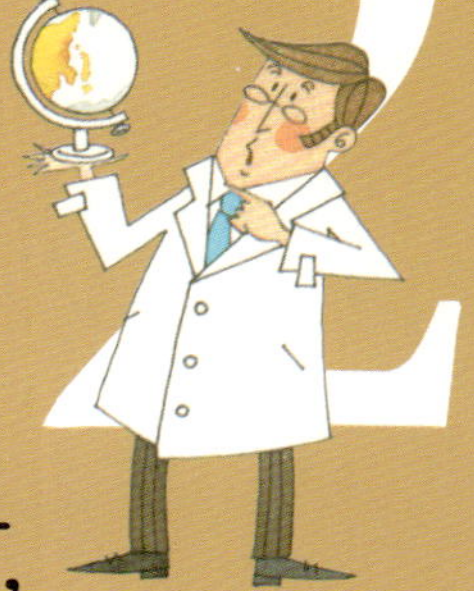

뒷목이 뻣뻣한 증상, 고혈압 때문일까?

우리나라 성인의 약 25%가 고혈압이고 이 중 90%는 특별한 원인 질환 없이 생기는 1차성 또는 본태성 고혈압이다. 대부분의 경우 고혈압은 증상이 없지만 방치하는 경우 협심증, 심근경색증 또는 뇌졸중과 같은 혈관 질환의 원인이 되므로 적극적인 치료가 필요하다.

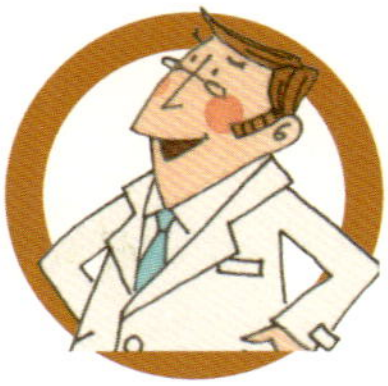

고혈압의 정의

혈압은 혈액순환에 필요한 혈관 내의 압력이다. 혈관은 혈압이 유지되지 않으면 혈액이 순환되지 못하며, 혈액이 순환하지 않으면 우리 몸은 필요로 하는 산소와 영양분을 공급받지 못하여 제 기능을 할 수 없다.

고혈압은 순환기 질환 중 가장 높은 빈도로 관찰되는 질환이다. 일반적으로 고혈압은, 안정 시에 두 번 이상 측정한 혈압이 140/90mmHg 이상인 경우를 말하는데 우리나라 성인 인구의 약 25%가 고혈압에 해당하는 것으로 추정된다. 그러나 대다수의 고혈압 환자들은 아무 증상이 없기 때문에 실제로 혈압을 측정해 보지 않고서는 자신이 고혈압인지 알 수 없다.

고혈압의 원인

고혈압 환자의 90%는 특별한 원인 질환 없이 생기는 본태성 혹은 1차성 고혈압이고, 나머지 10%는 다른 원인 질환 때문에 고혈압이 생기는 2차성 고혈압이다.

본태성 고혈압의 원인은 잘 알려져 있지는 않지만 유전적인 요소가 있을수록, 고령일수록, 비만일수록, 염분에 대한 감수성이 높을수록 발생할 가능성이 높다. 따라서 부모나 친척 중에 고혈압 환자가 있으면 고혈압이 발생할 가능성이 높으므로 가까운 친척이 젊은 나이에 뇌졸중 또는 심근경색을 앓았거나 혈압이 높았다면 다른 가족들도 정기적으로 혈압을 측정해야 한다.

2차성 고혈압은 20대나 30대의 젊은 나이에서 발생한 고혈압, 약물치료에도 잘 반응하지 않는 고혈압, 가족력이 특별히 없는 경우에 의심해야 한다.

2차성 고혈압의 가장 흔한 원인은 신장(콩팥)이나 신장 혈관에 생기는 이상이고, 그 밖에 각종 호르몬 계통의 질환, 대동맥의 이상 등과 동반되어 나타나기도 한다.

Hospital Memo

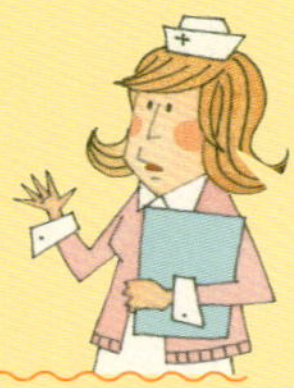

뒷목이 뻣뻣한데, 고혈압일까?

고혈압이 발생하더라도 대부분의 환자들은 아무런 증상도 느끼지 못한다. 뒷목이 뻣뻣해지면 고혈압을 의심하라는 이야기가 있지만 실제로는 관련이 없는 경우가 많다.

뒷목이 뻣뻣해지는 증상은 대부분 심한 스트레스나 몸이 불편할 때 근육이 긴장해서 발생하는데, 이러한 원인 자체가 일시적으로 혈압을 높일 수는 있다.

몸이 불편하다는 것만으로도 혈압이 올라가고, 이로 인해 고혈압 환자가 아닌데도 고혈압으로 오인되는 수가 있다. 따라서 혈압은 본인이 편안할 때 측정하는 것이 가장 정확하다.

고혈압의 증상

고혈압이라도 대부분의 경우에는 아무런 증상이 없다. 따라서 정기적으로 혈압을 측정하지 않으면 고혈압의 진단이 늦어질 수 있다. 뒷목이 뻣뻣해지면 고혈압을 의심하라는 이야기가 있지만 실제로는 관련이 거의 없다.

혈압은 몸이 가장 편안할 때 측정해야 하며, 몸이 불편할 때 측정한 혈압으로 고혈압 여부를 판단해서는 안 된다. 혈압이 아주 높거나 갑자기 높아지는 경우에는 혈관과 장기가 손상될 수 있는데 이런 경우 두통, 시야 장애, 호흡곤란 등의 증상이 나타나기도 한다.

Hospital Memo

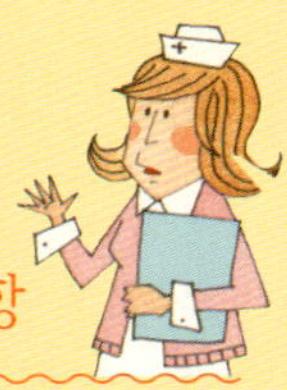

꼭 알아 두어야 할 혈압측정 시 주의 사항

혈압은 활동뿐만 아니라, 정서적 긴장이나 주위 환경에 따라서도 변화하기 때문에, 정확한 혈압 측정을 위해서는 다음의 사항을 준수해야 한다.

- 너무 춥거나 덥지 않은 조용한 실내에서 혈압을 측정한다.

- 혈압을 재는 팔에는 아무것도 입지 않는 것이 좋다.
- 옷을 걷어 올렸을 때에는 걷어 올린 옷이 팔을 조이지 않아야 한다.
- 음식을 먹은 지 30분 이상 지난 뒤에 잰다.
- 커피를 마신 뒤 한 시간 이상, 담배를 피운 지 15분 이상 지난 뒤에 잰다.
- 운동한 직후에는 재지 않는다.
- 안정 자세를 취한 뒤 적어도 5분 뒤에 혈압을 측정한다.

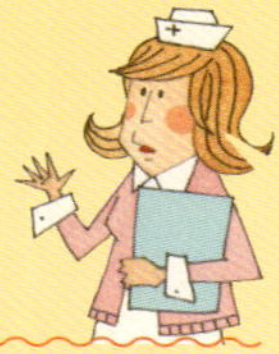

병원에서만 혈압이 높은 백의 고혈압

병원은 환자나 일반인 모두에게 상당한 스트레스를 주는 장소이므로 긴장감이 혈압을 올릴 수 있다.

따라서 혈압이 정상인데도 병원에서 측정했을 때만 혈압이 올라가는 경우가 있다. 그래서 진료실에 있는 의사도 예민한 사람들의 혈압을 측정할 때에는 혼란을 겪기도 한다.

이렇게 실제 고혈압 환자가 아닌데도 병원만 가면 혈압이 올라가는 상태를 백의 고혈압이라고 한다. 백의, 즉 흰색의 가운을 입은 사람들 앞에만 서면 혈압이 올라가는 백의 고혈압은 평소 혈압이 정상이라면 혈압약을 복용할 필요가 없다.

13

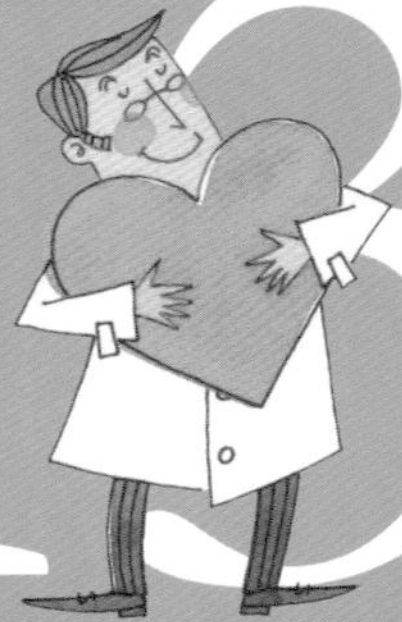

바른 생활 습관으로 고혈압을 조절하자

가벼운 고혈압은 생활 습관 교정으로도 조절할 수 있다. 염분 섭취량을 줄이고 규칙적인 운동을 통해 체중 조절을 하면 혈압이 낮아진다. 그러나 이러한 노력에도 지속적으로 혈압이 높으면 반드시 적절한 약물치료를 받아야 협심증, 뇌졸중, 신부전과 같은 합병증을 예방할 수 있다.

고혈압 환자를 위한 생활 습관

생활 습관 교정만으로도 가벼운 고혈압은 조절할 수 있다. 또한 약물요법을 사용하는 환자들도 약에 대한 반응을 높이고 혈관 합병증의 위험을 낮추기 위하여 생활 습관 개선이 필요하다.

우선 식이요법으로 음식을 싱겁게 먹는 것(저염식)이 중요하다. 우리가 하루에 먹는 소금의 양은 대개 10~15g인데 고혈압이 있다면 하루 동안의 소금 섭취를 하루 5~6g 정도로 줄이는 것이 좋다. 국이나 찌개에 소금이 많이 들어 있으므로 국물을 많이 먹지 않도록 한다. 그러나 저염식을 처음 시작할 때부터 모든 반찬을 다 싱겁게 하면 입맛이 없어 밥을 먹을 수 없으니 반찬 중 한두 가지는 그대로 조리해서 입맛을 돋우게 하는 것이 좋다. 고혈압이 없는 사람도 싱겁게 먹는 것이 고혈압을 예

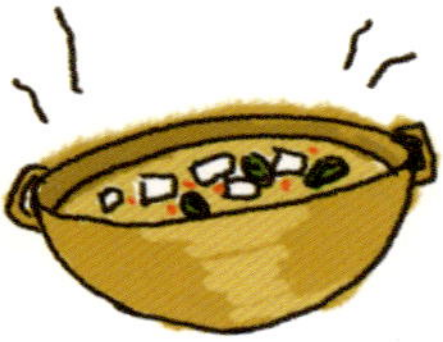

방하는 데 도움이 된다. 소금이 많이 들어간 음식은 국이나 찌개, 젓갈, 조림, 짠 김치, 간장, 케첩, 라면, 스낵류, 치즈, 햄, 소시지, 캔 음료 및 즉석요리가 가능한 식품들이다.

담배는 심혈관 질환의 주요 위험 인자이므로 금연한다. 그러나 금연한다고 해서 혈압이 바로 내려가는 것은 아니다. 금연 뒤 식욕이 증가하여 체중이 늘 수 있으므로 유의해야 한다.

체중 관리는 필수

체중 관리도 필수 요소 중의 하나다. 체중이 올라가면 혈압도 증가한다. 고혈압 환자가 체중을 줄이면 혈압이 떨어지므로, 비만인 고혈압 환자는 체중을 줄여야 한다.

적절한 운동도 필요하다. 운동할 때 근육에서 산소가 소모되는 유산소 운동이 체중을 조절하고 혈압을 조절하는 데 도움이 되기 때문이다. 대표적인 유산소 운동으로 걷기, 자전거 타기와 수영이 있으며, 하루에 30분 정도 일주일에 3~4회 이상 하는 것이 좋다. 그러나 무거운 역기 들기 등의 심한 근육 운동은 혈압을 갑자기 올리므로 피하는 것이 좋다.

약간의 술은 심혈관계 질환의 발생을 예방하는 데 도움이 된다. 그러나 과음은 오히려 해로우며 권장되는 음주량은 하루에 위스키 한 잔, 소주 세 잔, 맥주 한 병 정도이다. 따라서 이러한 음주량을 지킬 수 없다면 술을 끊어야 한다.

약물치료의 시기

가벼운 고혈압은 1차적으로 생활 습관을 개선하고 이후에

Hospital Memo

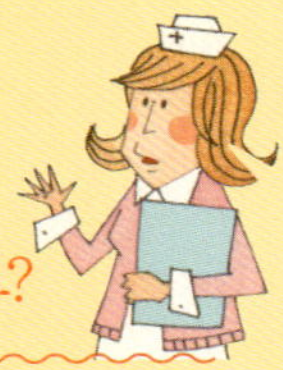

고혈압에 좋은 운동에는 어떤 것이 있나요?

고혈압에 좋은 유산소 운동으로는 빠른 걷기, 조깅, 자전거 타기, 수영 등이 있다. 운동 시간은 30분 이상, 강도는 숨이 약간 찰 정도로 해야 하며, 횟수는 일주일에 3~4회 이상 하는 것이 좋다. 유산소 운동과 더불어 근육 운동도 권장되지만 무거운 역기 들기와 같은 무리한 근육 운동은 피하는 것이 좋다.

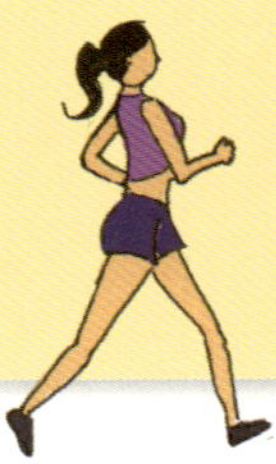

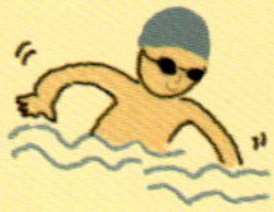

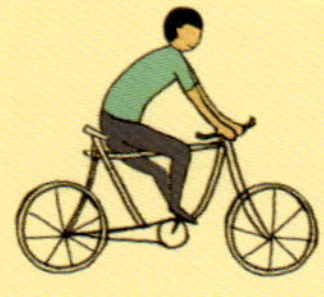

도 혈압이 정상적으로 조절되지 않으면 약물 복용을 시작한다. 그러나 심장 혈관 질환에 대한 다른 위험 요인을 이미 가지고 있는 경우나 고혈압이 중증이거나 고혈압에 의한 합병증이 이미 발생한 경우에는 곧바로 약물 투여를 시작한다.

고혈압을 치료하는 약제는 종류가 다양하므로 환자의 연령, 고혈압의 정도, 동반 질환 여부 등을 모두 고려하여 환자에게 가장 적절한 약제를 선택한다. 혈압약을 복용하는 중에도 바람직한 생활 습관을 꾸준히 유지해야 만족스러운 혈압 조절과 합병증 예방 효과를 얻을 수 있다.

혈압약 복용과 발기부전의 관계

고혈압 자체도 발기부전의 원인이 되지만 고혈압 약을 복용한 뒤에 발기부전이 생겼다면 고혈압 약제에 의한 증상이 아닌지 확인해야 한다.

고혈압을 치료하기 위한 약제는 다양한 작용 기전을 통해 혈압을 저하시킨다. 그중 교감신경을 차단해서 혈압을 저하시키는 약제와 이뇨 효과에 의해 혈압을 저하시키는 약제가 발기부전과 연관성이 있다고 알려져 있다.

그러나 고혈압 약이 모두 발기부전을 일으키는 것은 아니며 고혈압 약제에 의해 발기부전이 발생한 경우에는 다른 약제로 교체하면 대부분에서 증상이 호전된다.

다만 고혈압 자체도 발기부전의 원인이 되므로, 발기부전이 생겼다고 해서 현재 복용 중인 고혈압 약제를 환자가 자의적으로 중단하는 것은 적절하지 않다. 주치의와 상담하여 원인 검사를 실시하고 올바른 약제를 선택한다.

고혈압 방치는 합병증의 위험

고혈압을 치료하지 않고 방치하면 여러 가지 심각한 합병증이 발생할 수 있다. 심장이 정상인보다 더 많은 일을 하게 되므로 심장벽이 두꺼워지고, 심장의 크기가 커지게 된다. 심장벽이 두꺼워지고 심장의 크기가 늘어나더라도 초기에는 심장 기능에 별 문제가 없다. 그러나 심장의 변화가 더 진행하면 심장은 지쳐서 제 기능을 못하게 된다.

나이가 들어감에 따라 고혈압의 유무와 상관없이 동맥은 딱딱해지고 탄력을 잃게 되는데, 고혈압이 있으면 이러한 과정이 더 빨리 진행되고 혈관이 좁아지는 동맥경화증이 더 잘 발생한다. 심장에 혈액을 공급하는 관상동맥에 동맥경화증이 발생하여 협심증 또는 심근경색을 일으키는 원인이 된다. 뇌졸중(혼히 '중풍'이라고 불리는 질환) 등의 혈관 질환이 잘 생기게 되고, 신장 기능이 악화되기도 하며, 눈의 망막에도 출혈을 일으켜 시력 장애가 오기도 한다.

Hospital Memo

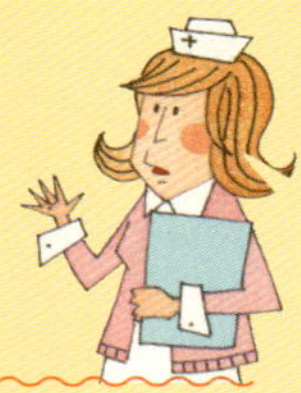

혈압약 복용 뒤 어지러워질 때

고혈압 약제에 의한 저혈압 증상일 수 있다. 어지러움은 가장 일반적인 저혈압 증상이며 이 외에도 두통이나 전신 무기력함, 불면 증상, 서맥, 구역질 혹은 실신 등의 증상이 나타나기도 한다.

고혈압 약제를 복용한 뒤에 어지러움을 느끼는 경우에는 안정을 취하면 대부분 증상이 회복된다.

증상이 회복된 이후에는 적절한 약제 선택과 용량 결정을 위해 주치의와 상담한다.

혈압약은 완치가 아닌 조절을 위한 약

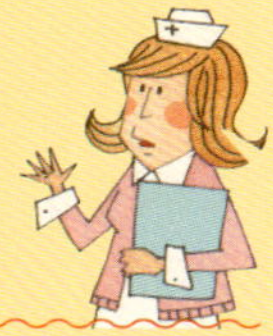

일부 고혈압 환자들은 증상이 없으면 혈압약을 복용하지 않아도 된다고 생각하는데 이는 대단히 잘못된 위험한 생각이다. 고혈압 환자들이 약을 평생 먹는 것은 약을 복용하기 시작했기 때문이 아니라 약을 중단하면 혈압이 다시 오르기 때문이다.

식이요법과 운동 등을 통해 몸무게를 줄임으로써 혈압을 낮추어 약을 중단하는 수도 있으나, 대부분 약을 중단하면 혈압이 다시 올라 혈압약을 지속적으로 복용하게 된다.

즉 혈압약은 고혈압이란 질병을 완치하는 것이 아니라 조절하는 것이고, 혈압을 조절함으로써 고혈압으로 인해 발생하는 합병증을 예방하는 것이다.

혈압약을 복용하기 싫어서 민간요법이나 식이요법만 고집하다가 적절한 치료가 늦어지는 경우가 많으므로 평생 혈압약을 먹어야 한다는 압박감보다는 평생 혈압을 잘 조절하겠다는 마음으로 약을 잘 복용해야 한다.

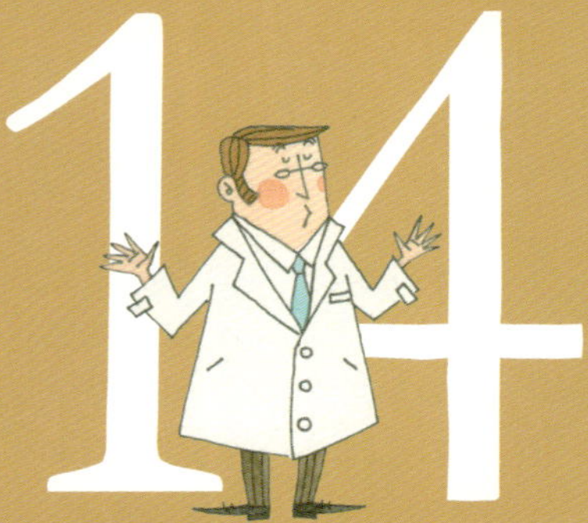

고지혈증, 증상도 없는데 왜 치료해야 하나?

혈중 콜레스테롤이 정상 범위 이상으로 높아지면 이것이 동맥 혈관 벽에 쌓이게 되어 혈액순환 장애를 일으키고, 심한 경우 혈관을 막아서 뇌졸중이나 협심증, 심근경색증 같은 심혈관 질환을 유발한다. 고지혈증이 있는 환자에서 적절한 치료로 혈중 콜레스테롤 농도를 낮추면 협심증이나 뇌졸중 같은 심혈관 질환의 발생을 예방할 수 있고 이미 질병이 발생했더라도 이의 진행이나 합병증을 막을 수 있다는 것은 너무나 잘 알려져 있는 사실이다.

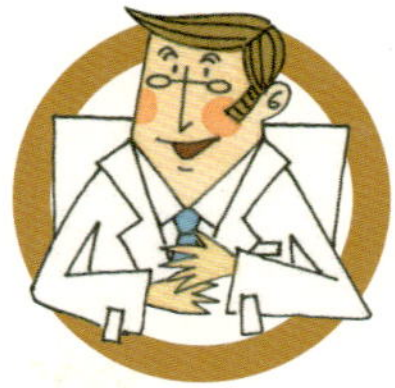

고지혈증의 원인

콜레스테롤은 지방성 물질로 우리 몸의 정상 기능을 유지하는 데 필수적인 성분이다. 이는 대부분 체내에서 합성되고 일부는 음식물을 통해 직접 흡수된다. 고지혈증 환자의 일부는 유전성 질환이나 다른 질환에 의해서 2차적으로 고지혈증이 생기나 대부분은 유전, 음식, 운동 부족, 비만 등 복합적인 요인들에 의해 생긴다. 집안 식구들 중 다수가 고지혈증이 있는 경우에는 가족성 고지혈증 같은 유전적 질환이 있을 수 있고, 이 경우 비교적 젊은 나이에 심근경색증이나 뇌졸중 같은 심한 합병증이 생길 수 있으므로 반드시 전문의와 상의하여 적절한 진단과 치료를 받아야 한다.

처음 고지혈증으로 진단 받은 환자는 신장, 간, 갑상샘 등

Hospital Memo

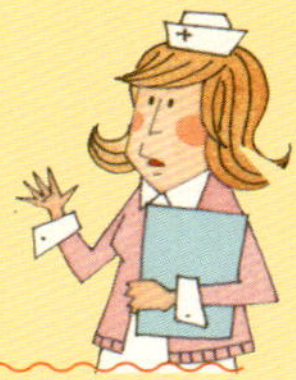

기름기 있는 음식을 전혀 먹지 않는데도 고지혈증이 생길 수 있나?

혈중 콜레스테롤은 음식에서 흡수되는 부분도 있지만, 이보다 더 많은 양이 몸 속에서 만들어진다. 따라서 콜레스테롤 생산이 많은 사람은 기름기 있는 음식을 섭취하지 않더라도 콜레스테롤이 높아질 수 있다. 또한 육류를 섭취하지 않고 탄수화물만을 과다 섭취하는 경우에도 중성지방이 높아진다.

다른 장기의 이상이 동반되어 있는지에 대해서도 검진을 받아야 한다. 이러한 장기의 이상으로 생긴 고지혈증은 원인 질환에 대한 치료가 선행되어야 한다.

고지혈증의 진단

혈중 콜레스테롤 농도는 혈액검사로 간단히 측정할 수 있고 일반적으로 행하는 신체검사 항목에 포함되어 있다. 혈중에는 여러 종류의 콜레스테롤이 있는데, 혈관에 가장 나쁜 영향을 미치는 성분은 LDL 콜레스테롤이다. 중성지방은 LDL 콜레스테롤만큼은 아니지만 혈중 농도가 높은 경우 동맥경화를 일으키는 성분이고 HDL 콜레스테롤은 나쁜 콜레스테롤을 제거하는 양질의 콜레스테롤이다.

즉, 모든 종류의 콜레스테롤이 다 신체에 나쁜 영향을 끼치는 것이 아니고 HDL 콜레스테롤은 높을수록 동맥경화증이 생길 위험을 낮춘다. 고지혈증의 진단 및 치료 기준은 혈중 콜레스테롤 수치뿐만 아니라 나이, 성별, 생활 습관, 동반된 질환 등에 따라 다르다.

Hospital Memo

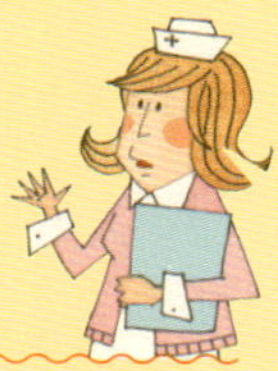

콜레스테롤은 모두 나쁜가요?

일반적으로 전체 콜레스테롤이 높으면 심장 혈관 질환의 위험도가 높아 약물치료를 권유하지만 혈액 내 콜레스테롤의 구성을 보면 좋은 역할을 하는 콜레스테롤(HDL 콜레스테롤)과 나쁜 역할을 하는 콜레스테롤(LDL 콜레스테롤, 중성지방)이 있다. 따라서 전체 콜레스테롤이 높더라도 HDL 콜레스테롤이 높고 LDL 콜레스테롤이나 중성지방이 높지 않은 경우는 약물치료를 할 필요가 없다.

고지혈증의 치료

고지혈증 환자는 모두 약물치료 이전에 우선 식이요법과 운동요법을 실시하여야 한다. 식이요법의 원칙은 지방 성분, 즉 기름기가 많은 음식을 피하고 야채나 과일을 많이 섭취하는 것이다. 그러나 지방은 우리 몸의 필수 구성 성분 중의 하나이므로 육류 등에 많이 포함되어 있는 포화지방산의 섭취를 줄이면서 식물성 기름이나 생선 등에 많이 포함되어 있는 불포화지방산으로 이를 대치하는 것이 좋다. 콜레스테롤이 많고 특히 포화지방산이 많은 음식은 달걀 노른자, 동물의 간, 버터, 소기름, 크림, 치즈, 닭이나 오리의 껍질, 돼지고기, 소고기 등이다.

운동은 걷기, 조깅, 수영 같은 큰 근육을 사용하는 유산소 운동이 좋으며 매회 30분 이상 적어도 일주일에 3~4회 이상 꾸준히 시행하여야 한다. 그리고 과체중인 사람은 칼로리 섭취를 줄이고 운동을 하여 적정 체중을 유지하여야 하고 아울러 흡연과 같은 다른 위험 인자들도 교정하여야 한다.

이러한 식사 및 운동요법으로 콜레스테롤치가 정상 범위로 유지되지 않는 경우 약물요법을 시작하는데, 여러 종류의 고지혈증 중 자신이 속한 타입에 맞는 약을 선택해야 하고 약제 자체가 부작용을 유발할 수도 있으므로 약제의 사용이나 선택은 반드시 전문가와 상의해야 한다.

Hospital Memo

고지혈증 약은 한번 먹기 시작하면 평생 먹어야 하나?

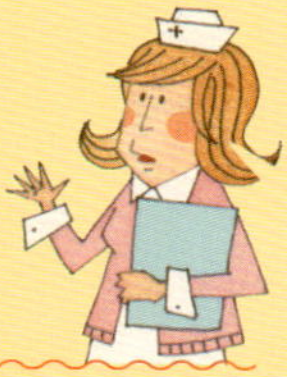

콜레스테롤을 낮추는 약물은 '시작했기 때문에' 평생 먹는 것이 아니라 중단했을 때 대부분의 경우 다시 높아지므로 계속 복용하는 것이다. 일부에서는 철저한 식이 조절 및 체중 관리로 약물치료를 중단해도 정상 콜레스테롤을 유지하기도 하지만 대부분의 경우 약물 중단 후 콜레스테롤이 목표치 이상으로 높아진다. 고지혈증이 있거나 심혈관 질환이 있는 환자에서 콜레스테롤 저하제 투여가 심혈관 질환의 발생 및 진행을 막는 가장 확실한 치료임을 감안할 때, 고지혈증 약을 평생 잘 복용하는 것이 건강한 혈관을 유지하는 지름길이다.

고지혈증 치료 시작 시기는 사람에 따라 다른가?

고지혈증의 진단 및 치료 기준은 개인의 나이, 성별, 위험 인자 및 동반 질환에 따라 다르다. 치료 목표가 이러한 위험도에 따라 LDL 콜레스테롤 기준으로 70mg/dl에서 160mg/dl까지 두 배 이상 차이가 난다. 콜레스테롤 수치가 좀 높더라도 심혈관 질환에 대한 위험 인자가 없거나 HDL 콜레스테롤이 높은 경우에는 약물치료 없이 생활 습관 개선만으로 충분할 수 있으며, 일반인에 비해 콜레스테롤이 낮은 편이라도 협심증, 심근경색증과 같은 심혈관계 질환이 있는 사람은 약물치료가 필요할 수 있다.

15

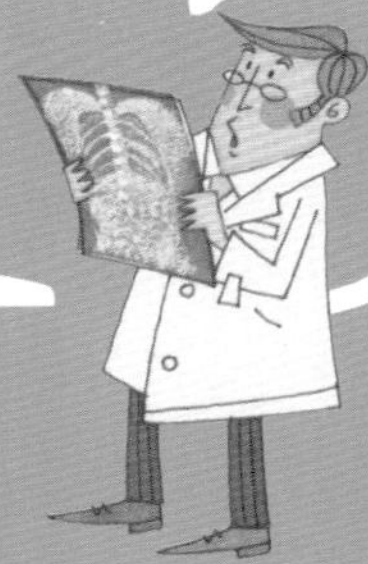

환자 수기

– 방송인 이경규

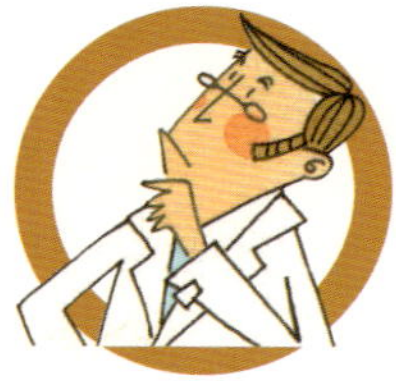

저는 방송인 이경규입니다.

다른 분들과 마찬가지로 저도 바쁜 일정 속에서 살아가느라 건강에 대해 크게 염려하거나 관심을 가지지 못한 채 살아왔습니다. 고혈압, 고지혈증, 당뇨와 같은 특별한 위험 인자도 없고 담배도 수년 전에 끊어서 비교적 건강하다고 자부하면서 살아왔습니다. 그런데 3개월 전부터 많이 걸을 때 왼쪽 가슴에 통증을 느끼기 시작했습니다. 처음에는 대수롭지 않게 생각했고 바쁜 촬영 일정과 업무 때문에 괜찮아질 것을 기대하며 그냥 지냈습니다. 하지만 통증이 점차 심해지고 업무에 지장을 줄 정도로 악화되어 서울대학교병원 강남 검진 센터를 방문하여 운동 부하 검사와 관상동맥 CT 조영술을 시행하고 협심증으로 진단받았는데 서울대학교병원 순환기내과 담당 교수님으로부터 세 줄기 심장 혈관 중에 가장 중요한 혈관 하나가 완전히 막혀 있다는 이야기를 듣고 정말 놀랐습니다. 충격으로 힘이 쭉 빠지고 너무 걱정스러웠지만, 방송계 업무의 특성상 이미 정해진 일정을 수행하지 않으면 여러 사람들에게 피해를 줄 수 있으므로, 금요일 오후 방송 녹화를 마치자마자 병원에 입원하였습니다.

병실에서 침대에 누워 시술을 받으러 가는 도중 마치 드라마의 한 장면처럼 눈 위로 천장의 불빛들이 지나가는데 걱정스럽고 불안하고 막막했습니다. 국소마취를 하고 오른쪽 팔 혈관을 통해 시술을 받았는데 제 혈관 속으로 시술을 위한 관들이 왔다 갔다 한다는 생각도 들고 혈관이 막혀 시술 시간도 좀 길어져 정말 걱정이 많았습니다. 그래도 시술 중에 담당 교수님이 과정을 설명해 주셔서 많은 위로가 되었고, 다행히도 1시간 30분간의 시술로 완전히 막혀 있던 혈관이 정상 혈관처럼 개통되었습니다. 막힌 부위가 상당히 길어 다른 일반 환자들보다 시술이 어려웠지만 매우 성공적으로 시술이 끝났다는 교수님의 이야기를 듣고야 겨우 안도할 수 있었습니다. 걱정을 정말 많이 했지만 성공적인 시술 이후의 회복 과정은 수월하였습니다. 팔 혈관을 통해 시술을 받아 시술 직후부터 일상생활에 큰 제약이 없었고, 다음 날부터는 자유로운 활동이 가능하였으며 빠르게 걸어도 가슴이 전혀 아프지 않았습니다. 시술 받은 다음 주부터 일상 업무에 복귀하였고 여러분께서 아시다시피 방송 중에 제가 심장 시술을 받은 사실을 알렸습니다. 심각하고 무서운 심장병을 앓았지만 적절한 시기에 잘 치료 받기만 하면 단기간에 건강하게 회복해서 일상생활에 복귀할 수 있다는 것을 여러분들에게 알리고 싶었습니다. 이제는 전혀 아픈 데 없이 예전처럼 왕성하게 활동하고 있으며 건강 관리를 위해 정기적으로 약을 복용하면서 식생활 조절에 애쓰고 있으며 한동안 그만 두었던 운동도 다시 시작했습니다.

저의 이 경험이 심장병으로 걱정하고 계신 여러분들에게 위안이 되고, 자신의 건강을 과신하며 관리를 소홀히 하고 계신 분들께는 경종이 되어, 여러분 모두 더욱 건강해지기를 바랍니다.

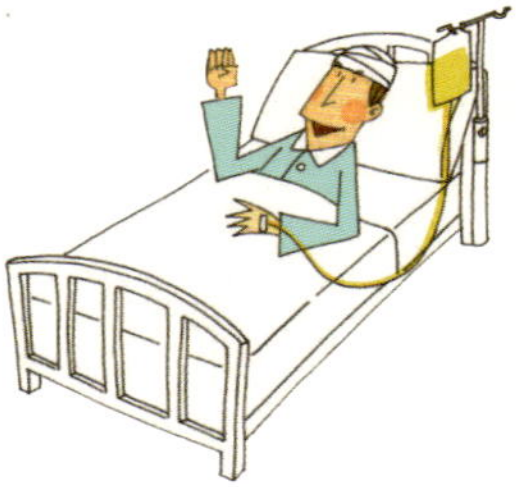

16

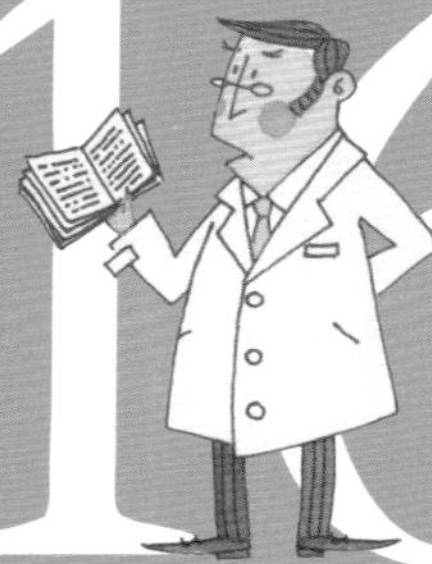

Q&A
심장 혈관 질환에 대한 궁금증 15가지

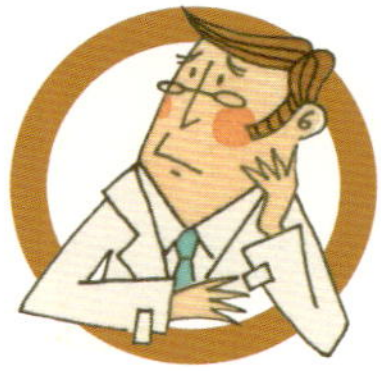

Q 협심증도 유전되나?

A 협심증에 유전인자가 어느 정도 관여하는지에 대해서는 아직까지 논란이 많다. 지금까지 협심증은 환경적인 인자와 유전인자가 복합적으로 작용하여 발생하는 질환이라고 알려져 있다. 또한 유전인자가 관여하기는 하지만 유전자 검사가 얼마나 효용이 있는지도 아직까지 알려진 바가 없기 때문에 위험 인자의 예방이 더욱 강조된다. 그러나 직계 가족 중에 젊은 나이에 협심증이나 심근경색증이 발생한 사람이 있거나, 다른 이유 없이 갑자기 사망(심인성 급사)한 사람이 있다면 협심증이나 심근경색증이 발병할 위험이 높아진다.

Q 심전도는 정상인데 협심증일 수 있나?

A 협심증이 의심되어 내원하는 환자들 중 이전에 시행한 심

전도가 정상이었다는 이유로 본인은 협심증이 아니라고 믿는 환자들이 많다. 심전도는 심근경색으로 심장이 손상을 받았거나 매우 심한 협심증이 있을 때 이상이 나타나므로 심전도가 정상이라고 협심증과 같은 심장 혈관 질환이 없다고 이야기할 수는 없다. 심전도는 협심증 진단 검사에서 가장 기초적인 검사이며 정확한 진단을 위해서는 심장에 부하를 주어서 시행하는 검사들(운동 부하 검사, 방사성 동위원소를 이용한 심근 스펙트 검사 등)이나 관상동맥 CT 혈관 조영술을 시행해야 한다.

Q 협심증약을 먹으면 머리가 너무 아픈데 왜 그런가?

A 협심증약 중에는 혈관 확장제가 포함된 경우가 많다. 그 종류로는 나이트로글리세린 제제, 칼슘 길항제 등이 있는데 이들은 모두 심장 혈관을 확장시키기도 하지만 뇌혈관도 확장시켜서 두통을 유발시킬 수 있고 다리의 혈관을 확장시켜 부종을 일으키기도 한다. 그러나 3~5일 뒤에는 대부분 내성이 생겨서 두통이 호전되는 경우가 많다. 증상이 매우 심한 경우에는 용량을 줄이거나 약물을 교체하면 증상이 호전된다.

Q 협심증에 좋은 음식과 피해야 할 음식은?

A 주로 신선한 과일과 채소, 그리고 생선이 협심증에 좋다.

과일과 채소는 풍부한 섬유질과 항산화제를 함유하고 있으며 협심증에 좋지 않은 기름이 없기 때문이다. 생선에도 기름이 있지만 주로 불포화지방산으로 이루어져 있어 심혈관에 좋지 않은 포화지방산이 적으므로 협심증 환자들에게 추천한다. 술을 많이 마시는 것은 좋지 않다. 커피를 마실 때는 크림이나 설탕을 많이 넣지 않고, 술을 마실 때도 기름기 많은 안주를 피하고 폭음하지 않도록 해야 한다.

Q 협심증 환자인데 부부 관계를 해도 괜찮은가?

A 협심증 환자가 운동 능력이 양호한 경우, 부부 관계에 큰 문제는 없다. 그러나 비아그라를 비롯한 최근의 약물들은 협심증 치료에 많이 사용되는 나이트로글리세린 제제의 혈관 확장 효과를 더 과장시켜 저혈압과 쇼크를 일으킬 수 있으므로 발기부전제를 복용하기 전에 담당 의사와 상의해야 한다.

Q 젊은 나이에도 돌연사할 수 있나?

A 돌연사의 가장 많은 원인 질환인 허혈성 심장 질환은 주로 중장년층에서 발생하나, 젊은 사람들에서도 당뇨나 비만, 고혈압 등의 위험 요인이 있으면 급성 심근경색이 발생하여 돌연사하는 경우도 있다. 일반적으로 젊은 사람들은 허혈성 심질환보

다는 비후성 심근병증, 관상동맥 기형 등 선천성 심장 질환에 의한 돌연사 비율이 더 높고, 동양인들에게 상대적으로 많은 브루가다 증후군 등의 치명적 부정맥 질환도 연령에 상관없이 발병할 수 있어 나이가 젊다고 돌연사로부터 안전한 것은 아니다.

Q 모든 부정맥이 돌연사를 유발하나?

A 심장박동이 불규칙하다는 의미의 부정맥은, 발생 위치와 박동 속도, 신호 전달 상호 관계에 따라 수십 가지 종류로 나뉜다. 가장 흔한 부정맥은 조기 박동으로, 대부분 건강에 큰 지장이 없으며, 돌연사를 유발할 만큼 치명적인 부정맥은 일부분에 불과하다. 따라서 부정맥 진단을 받거나 상담을 할 때 '부정맥'이라고 묶어서 이해하는 것보다는, 부정맥의 구체적인 진단명을 기억해 두는 것이 좋다. 또한 같은 부정맥이라고 해도 심장 기능이 나쁜 상태라면 돌연사의 위험이 더 증가하므로 부정맥의 위험도나 치료는 환자 개개인의 상태에 맞추어 판단하여야 한다.

Q 급성 심부전과 만성 심부전은 어떻게 다른가?

A 심부전은 얼마나 갑작스럽게 나타나느냐에 따라 급성 심부전과 만성 심부전으로 나뉜다. 급성은 심근경색증이나 판막 구조물의 갑작스러운 파열 등에 의해 심부전이 갑자기 발생하

는 경우로 심한 호흡곤란과 저혈압 등의 증상이 갑자기 발생한다. 만성 심부전은 확장성 심근병증이나 심장 판막 질환과 같이 서서히 진행하는 질환에 의해 나타나는 심부전으로 증상도 서서히 발생하고 서서히 악화된다.

Q 심장 기능이 정상인데 숨이 계속 찰 경우, 어떻게 해야 하나?

A 심부전은 심장 수축 기능(혈액을 온몸으로 짜내는 기능)이 나빠져서 생긴다고 여겨져 왔다. 따라서 심장 초음파검사에서 수축 기능을 나타내는 대표적 지표인 좌심실 구혈률이 심부전 여부를 진단하는 데 가장 중요한 역할을 해왔다. 그러나 최근 연구에서 심부전으로 진단된 환자의 약 40% 정도가 좌심실 구혈률, 즉 심장의 수축 기능이 정상이라는 것이 밝혀졌다. 따라서 심장의 수축 기능뿐만 아니라 이완 기능 장애도 심부전의 중요한 원인임을 시사한다. 심부전의 증상과 징후가 있으면서 좌심실 구혈률이 정상이고 좌심실 이완, 좌심실 충혈 및 순응도의 이상이 관찰될 때 이완 기능 장애에 의한 심부전으로 진단할 수 있다. 또한 호흡곤란은 심장 기능의 이상뿐만 아니라 호흡기 질환, 빈혈과 같은 전신 질환에 의해서도 발생할 수 있으므로 심장 기능이 정상이면서 호흡곤란이 지속되는 경우에는 다른 질환에 대한 평가가 진행되어야 한다.

Q 심부전 환자에게 도움이 되는 운동법은?

A 심장을 튼튼하게 하는 데는 운동이 필수적이다. 이는 심부전 환자에게도 예외는 아니나, 심부전 환자들은 '운동 중에 심장마비가 올지도 모른다'는 두려움 때문에 운동을 멀리하는 경향이 있다. 하지만 심부전 환자도 평소 꾸준히 자신의 능력에 맞는 운동을 하면 심장 적응력이 높아지고 건강을 유지하고 재발을 방지하는 데에 큰 도움이 된다.

심부전 환자에게 가장 좋은 운동은 빨리 걷기, 조깅, 수영, 자전거 타기 등의 유산소 운동이다. 특히, 실내에서 고정식 자전거로 운동하면 추운 날씨에 따른 부담감도 적고 강도와 운동량을 조절할 수 있으므로 추천할 만하다. 일주일에 3~4회 정도, 한번에 20~30분씩 꾸준히 운동하면 갑작스러운 혈압 상승을 막고, 추위와 같은 환경 변화에도 잘 적응할 수 있다.

Q 부정맥은 완치가 가능한가?

A 부정맥 환자의 예후는 진단과 심장 기능에 따라 다르지만 대부분 좋은 편이며, 전극도자 절제술, 심장 박동기, 삽입형 제세동기 등의 치료를 통해서 부정맥을 완치하거나 조절할 수 있다. 특히 전극도자 절제술이 가능한 발작성 상심실 빈맥, 심방빈맥, 심방조동, 특발성 심실 빈맥 등은 치료 성공률이 90% 이

상으로 매우 높다.

Q 고혈압도 유전되나?

A 고혈압 환자의 90%는 원인을 찾을 수 없다. 이를 본태성 고혈압이라고 한다. 부모 세대에서 고혈압이 있다면 자녀 세대에서 고혈압이 있을 가능성이 높다. 특히 부모가 모두 고혈압이 있다면 자녀가 고혈압일 확률은 80% 이상이라고 알려져 있다. 그러나 고혈압이 반드시 유전되는 것은 아니며, 부모가 고혈압이 없는 경우에도 고혈압이 생길 수 있다.

Q 커피를 마시면 혈압이 오르나?

A 커피를 마시면 혈압이 올라갈 수 있는데, 이는 커피 안에 들어 있는 카페인 성분 때문이다. 카페인은 홍차나 콜라와 같은 음료수, 드링크류에도 들어 있다. 그러나 커피에 들어간 카페인 때문에 혈압이 올라가는 정도는 매우 미미하다. 다만 커피에 첨가되는 크림과 설탕, 휘핑크림 등은 칼로리를 높여 다이어트에 도움이 되지 않는 데다 오히려 커피의 장점을 저해하는 요인이 된다.

Q 고혈압이라면 아스피린을 꼭 먹어야 하나?

A 아스피린은 심장 혈관 질환을 예방하는 매우 효과적인

약제이다. 그러나 고혈압이 있다고 반드시 아스피린을 복용해야 하는 것은 아니다. 아스피린을 장기간 복용하면 위 점막이 손상되어 위궤양, 위장관 출혈 등이 나타날 수도 있다. 그러므로 아스피린 복용의 위험성과 이득을 고려해서 복용 여부를 결정해야지, 고혈압이 있다고 해서 무조건 아스피린을 복용하는 것은 적절하지 않다.

Q 혈압약이나 고지혈증약이 중독성이 있나?

A 혈압약이나 고지혈증약을 한번 먹기 시작하면 평생 먹어야 하므로 가급적이면 약을 먹지 않고 운동이나 식이요법을 지속하는 것이 좋다고 생각하는 일반인들이 많다. 일부에서는 이런 약들이 중독성이 있어 투약을 시작하는 것 자체가 몸에 해롭다는 근거 없는 믿음을 갖고 있기도 하다. 이는 매우 잘못된 생각이며 고혈압, 고지혈증, 심장 혈관 질환이 있는 환자들에서 혈압약, 고지혈증약은 병의 발생과 진행을 막아주고, 환자의 생명을 연장시켜 준다는 것이 여러 연구들에 의해 확실히 밝혀졌다. 운동요법과 식이요법이 고혈압, 고지혈증 예방 및 치료에 도움이 되는 것은 사실이지만 생활 습관 개선만을 고집하면서 적절한 치료를 받지 않아 병을 키우는 어리석은 행동을 해서는 안 된다.